中西医防治肾脏病要略

主　编　何立群
副主编　袁杭海　麻志恒

上海科学技术出版社

内 容 提 要

肾脏病的发病率越来越高,严重影响了肾脏病患者与家属的生活质量,早期做好防治工作至关重要。本书从肾脏的基础知识及常见肾脏病的症状、危害、诊断和治疗等多个方面系统地介绍了肾脏病的自我防护知识。中医药是防治肾脏病的重要手段,本书特别介绍了肾脏病的中医治疗、养生方法、科学饮食等内容,并附有肾脏病患者营养膳食表,方便读者查阅。

本书通俗易懂、简明实用,可供肾脏病患者及其家属参考使用。

图书在版编目(CIP)数据

中西医防治肾脏病要略 / 何立群主编. —上海:
上海科学技术出版社,2016.4
ISBN 978 - 7 - 5478 - 2985 - 1

Ⅰ.①中… Ⅱ.①何… Ⅲ.①肾疾病—中西医结合疗
法 Ⅳ.①R692.05

中国版本图书馆 CIP 数据核字(2016)第 023658 号

中西医防治肾脏病要略
主编 何立群

上海世纪出版股份有限公司
上 海 科 学 技 术 出 版 社 出版
(上海钦州南路 71 号 邮政编码 200235)
上海世纪出版股份有限公司发行中心发行
200001 上海福建中路 193 号 www.ewen.co
上海商务联西印刷有限公司印刷
开本 700×1000 1/16 印张 14.25
字数 180 千字
2016 年 4 月第 1 版 2016 年 4 月第 1 次印刷
ISBN 978 - 7 - 5478 - 2985 - 1/R·1080
定价:28.00 元

本书如有缺页、错装或坏损等严重质量问题,请向工厂联系调换

前　言

　　近年来,慢性肾脏病在全球范围的发病率呈逐步增加的趋势,已经成为继心脑血管疾病、肿瘤、糖尿病之后又一个威胁人类健康的重要疾病。在我国,慢性肾脏病形势严峻,据初步调查,40岁以上人群慢性肾脏病患病率高达9.4%。与其他危害人类健康的重大疾病相比,慢性肾脏病的表现时有隐匿,部分患者起病时没有明显症状,甚至有些患者开始就医时就已经到终末期了。这些终末期肾脏病患者医疗花费巨大,给社会、家庭带来沉重的经济负担,许多家庭因此"因病致贫"。

　　慢性肾脏病如不早期防治,病情会不断发展,直至尿毒症,不仅损害患者的健康及劳动能力,给患者带来极大痛苦,甚至可能危及患者生命;同时,也将极大增加患者家庭及社会的经济负担。慢性肾脏病的早期发现、早期诊断和早期治疗对改善慢性肾脏病的预后十分关键。

　　实际上,肾脏病早期防治率低已经带来了严重后果。有20%～30%的患者由于对肾脏病防治知识缺乏,等到首次到医院就诊时往往发现肾功能已经发展至不可逆转的阶段。只有做到早期防治,才能大幅度降低慢性肾脏病的患病率;对已有慢性肾脏病的患者来说,才可能显著延缓肾功能的恶化速度,推迟进入透析的时间,改善患者的生活质量,减小透析治疗人群的规模,并为家庭、社会节约大量的医疗资源和费用。因此,慢性肾脏病必须进行早期防治。

随着社会的发展、生活水平的提高,人们在对传统文化继承的过程中,越来越感受到中医药学在保障健康方面的重要作用。特别是其对占总体人群可观比例的亚健康者的防治、养生作用,受到国内外的高度重视和肯定。

食疗学是中医药学的特色,是中医学宝库中的瑰宝之一,是中医药学的重要防治手段之一,是中医药学一门重要学科。《黄帝内经》为其建立了深厚的理论基础,《伤寒杂病论》确立了食疗的原则,唐宋以后,在长期的临床实践中,逐渐形成了一批著名专家和方法奇特、卓有成效的专著。

中医学认为药食同源,有些食物也是药物,用之得当,可以治病。我们祖先在食疗方面积累了丰富的经验,早在战国时期成书的《黄帝内经》就很重视饮食对人体健康的作用。它指出:"五谷为养,五果为助,五畜为益,五蔬为充。"唐代名医孙思邈在《千金要方》中说:"凡欲治病,先以食疗,既食疗不愈,后乃药尔。"清代医学家王孟英指出:食疗"药极简易,性最和平,味不恶劣,易办易服"。

近年来,中医药在防治临床疑难、复杂疾病时,常结合食疗,特别到后期康复时,更会运用这个方法。本书为发扬中医食疗特色,对中医食疗的食材、烹调、主治病种和注意事项等进行系统的介绍,食饮有养,食膳以疗,辨证食治,食饮有节,饮食宜忌。从"药食同源"出发,选用食物经过烹调加工制作成美味佳肴,以供选择,起到治疗和营养作用,这称为食膳,也是食疗临床运用的主要类型。食膳有菜肴、汤汁、饮料、糕点、米粥、罐头等。此种良药不苦口,观之形美,食之味佳,如与其他治疗方法一起应用,可以收到异曲同工之妙。

　　本书的特点在于让广大读者了解肾脏的基本知识,肾病发生的早期信号,如何自身保健护理,饮食治疗。一旦发现问题要及时或定期到医院体检,进行简单的尿液、血液或者超声检查就可以实现早期发现和早期诊断。本书对一些常见的观察指标的测定方法和意义进行言简意赅的介绍,使广大读者熟悉这些指标所表达的意义,可以积极地早期治疗,有效地控制。由于每位读者的体质及具体情况不同,所有在本书中提到的治疗方法与药物都要在医生指导下进行。希望本书的问世对社区居民在防治肾脏病的发生发展上有所帮助和启迪,能成为大专院校的医学生、肾脏病专科实习医师和低年资住院医师等初入肾脏疾病临床的敲门砖。

　　由于水平有限,可能有疏漏、错误和重复之处,敬请各位同仁、广大读者批评指正。

　　　　　　　　　上海市领军人才
　　　　　　　　　国家临床重点专科(中医肾病)带头人
　　　　　　　　　上海中医药大学附属曙光医院肾病科教授

目　录

中医药防治肾脏病
1

肾脏病的症状与危害
71

肾脏疾病的诊断
77

肾脏病的防治策略

肾脏病与科学饮食

肾脏基础知识

肾脏病常见诊断指标与方法
195

终末期肾病治疗手段简介
209

中医药防治肾脏病

中医学对肾脏的认识

中医学将人体内脏分为五脏和六腑,其中肾属于五脏之一,与六腑的膀胱互为相表。在中医学中,肾脏的生理功能有哪些呢?中医学认为,中医肾脏的生理功能不仅包括西医学肾的大部分功能,也包括其他器官的部分功能,在人体生理功能上具有十分重要的位置。

肾位于腰部,左右各一,故称"腰为肾之府"。肾开窍于耳,司二阴,其华在发,肾与膀胱相表里,肾的主要功能是藏精、主水、主骨、生髓、纳气等,特别是肾的藏精功能,与人的生长、发育、生殖等密切相关,故称肾为"先天之本"。

中医脏象学说论述的肾是一个多脏器、多系统组成的整体功能单位,它使人体的内环境平衡(阴阳平衡)得以维持,生理功能得以正常进行。所以,在中医学的范畴中,肾系统是由肾脏、膀胱、命门、骨髓、耳窍、二阴以及所属经络所组成的一个复杂体系。

从古代医家的著作中可知,中医学中所称的肾是西医学中泌尿、生殖、内分泌、神经等一系列相关生理功能的概括。

肾藏精气,主生长发育和生殖

肾藏精气是肾的主要生理功能。肾精是构成人体的基本物质,具有促进人体的生长发育和逐步具有生殖能力的作用。它包括"先天之精"和"后天之精"。前者是禀受于父母的生殖之精,与生俱来,亦即构成胚胎发育的原始物质。后者是出生之后,源于摄入饮食水谷的精微。尽管两者来源不同,却同归于肾,故相互依存,相互为用,组成肾中精气。

　　人于幼年开始,肾精渐充,发育至青春时期,肾的精气开始充盈,男子就产生精子,女子开始按期排卵出现月经,性功能逐渐成熟。而到老年,肾的精气渐衰,性功能和生殖能力随之减退消失,形体也逐渐衰老。因此,《素问·上古天真论》讲到男子"二八,肾气盛,天癸至,精气溢泻,阴阳和,故能有子""七八,天癸竭,精少,肾脏衰,形体皆极,八八则齿发去";女子"二七而天癸至,任脉通,太冲脉盛,月事以时下,故有子""七七,任脉虚,太冲脉衰少,天癸竭,地道不通,故形坏而无子也"。

肾中精气是阴阳之根、生命之本

　　肾藏精气对人体的各方面生理功能起着极其重要的作用,可以概括为肾阴和肾阳两个方面。肾阳,又称元阳、真阳、命门之火、先天之火,是肾的生理功能的动力,生命活动的源泉;它有温养身体内各部分器官组织和繁殖后代的作用,还有促进脾胃的腐熟水谷和化生精微的作用。肾阴又称元阴、真阴、真水、肾水,与肾阳相对而言。它是指本脏之阴液,与肾阳依附为用,是肾的功能活动的物质基础。肾阳蒸化肾阴产生精气,这样,肾气由肾精化生,生成后发挥其功能活动即肾之功能活动,如生长发育及性功能等。所以,肾阴和肾阳是人体各脏腑阴阳的根本,两者之间相互依存、相互为用、相互制约,维护着各脏腑阴阳之相对平衡。

肾主骨生髓,肾藏精,精生髓,髓养骨

　　中医历来有"肾生骨髓""其充在骨""肾主骨"之说,即骨的生长、发育、修复均依赖肾脏精气的滋养和推动,故小儿囟门迟闭、骨软无力等症,皆属肾之精气不足的表现。肾精不足,骨髓空虚,会出现腿足痿弱不能行动,或腰脊不能俯仰的证候。此外,还有"齿为骨之余"的说法,临床上,小儿牙齿生长迟缓或成人牙齿松动早脱,皆为肾之精气不足的表现,像这一类虚弱的病证,常用治肾的方法调理。由于肾主骨生髓,而脑为髓之海,所以肾与脑的关系也十分密切。肾的精气不足,可致髓海空虚,故见眩

晕、思维迟钝、记忆力减退等症状,用补肾药常可获效。

肾藏志,出伎巧

《黄帝内经》谓"肾藏精,精舍志",又说"肾藏志",可以看出"志"的确立与"精"是有密切关系的。志,就是意志。"恐"是肾之志,而恐之太过,反能伤肾。肾在十二官中为"作强之官",故谓之"伎巧出焉",说明肾的功能充实,治事有精神,则四肢矫健而不倦,又能增进智慧,使各种动作精巧。

肾藏精,精血互生

由于"后天之精"来自饮食水谷精微,而作为"后天之本"的脾胃将饮食水谷之精微化以为血,所以精血互生,故在正常情况下,脾肾两脏密切配合,精血不衰,水谷之精微可以助先天之精气,精气足而血自旺,精血互为滋生。一旦肾精亏损,精不化气,不能上助脾阳,可致水湿内停,精微难化,出现精亏、阳虚、血虚、水肿的临床特征。

肾主水液

肾主水液,是指肾脏有蒸腾气化和调节津液输布、促进废物排泄,以维持体内水液正常代谢的功能。一旦肾之阳气不足,气化功能受到影响,水液代谢的调节发生障碍,可以引起尿少、尿闭而致水肿;也有因肾阳虚而不能固摄水液,出现夜尿频频、小便清长等证候者。

由于肾与膀胱相为表里,膀胱的贮藏和排泄尿液的功能,均与肾之气化有密切联系。贮藏属于肾的固摄作用,排泄属于肾的通利作用,两者合称肾的"开""阖"作用。膀胱的病理表现为小便癃闭或尿有余沥,或尿频、尿急、尿痛,或小便过多、遗尿与失禁等,除膀胱的本身病变外,均与肾的疾病有关。

肾开窍于耳及二阴

人之听觉灵敏与否,与肾中精气盈亏有密切关系。肾中精气充盈,髓海得养,则听觉灵敏。所以,《灵枢·脉度》说:"肾气通于耳,肾和则耳能闻五音矣。"反之,肾中精气虚衰时,则髓海失养,而见听力减退,或见耳鸣,甚至耳聋。

肾开窍于二阴。二阴是指前阴与后阴,前阴为外生殖器,后阴为肛门。这些器官部位均属下焦,功能多与肾气有关,故也称肾之外窍。一旦出现肾虚病理,即可见大、小便异常,如尿少、尿闭或小便清长、小便失禁与久泻、大便失禁等;或者生殖功能出现异常和病变,如阳痿、早泄、滑精等。

肾液为唾,其华在发

唾为口津,唾液中较稠厚的称为唾,此为精所化,咽而不吐,有滋养肾中精气的作用。故多唾或久唾,则易耗肾中精气。

肾者其华在发。肾藏精,精生血,发为血之余,所以,发的生长与脱落,润泽与枯槁,不仅依赖于血液的濡养,而且有赖于肾中精气之充养,故年老脱发,或者肾病到一定的严重阶段均见有脱发现象,就是肾之精气虚衰的一种表现。

肾与他脏的关系

在生理上,肾与心,即为肾水上升,心火下降,水火既济,心肾相通。肝与肾,即肝藏血,肾藏精,精血同源,肾火涵养肝木;脾与肾,即肾精必须依赖脾的滋养,才能生生不息,肾阳温蒸,脾胃才能不断纳运,气血化生不尽;肺与肾,即肾为水脏,肺为水之上源,肾的主水作用,有赖于肺之宣肃和通调水道,肺能疏通、调节水道,运行、输布、排泄水液,并使水谷精微布敷全身,皆赖肾的蒸腾气化。另外,肺主气,肾主纳气,肺司呼吸需肾之纳气下归,故有"肺为气之主,肾为气之根"的说法。

肾虚应该如何补肾

容易"肾虚"的十种人

(1) 频繁抽烟、喝酒的人。

(2) 生活和饮食常无规律的人。

(3) 工作繁忙,精神紧张的人。

(4) 喝浓茶的人。

(5) 长时间操作电脑的人。

(6) 康复中的患者。

(7) 长时间久坐的人。

(8) 性生活频繁的人。

(9) 常吃速效壮阳药的男人。

(10) 老年人。

肾虚的九大症状

1. 畏寒肢冷 "畏寒"指有怕冷而且怕风吹的感觉。"肢冷"指四肢手足冰冷,甚至冷至肘、膝关节的症状。"畏寒肢冷"往往伴随腰膝酸痛、神疲倦卧、少气懒言、口淡不渴等肾虚病症。

2. 房事过度 中医认为肾藏精。肾精化生出肾阴和肾阳,对五脏六腑起到滋养和温煦的作用。肾阴和肾阳在人体内相互依存、相互制约,维持人体的生理平衡。如果这一平衡遭到破坏或者某一方衰退就会发生病变,男性会出现阳痿、早泄、滑精、精液病等病症,女性出现月经不调、宫寒不孕、痛经等。

3. 头晕无力，失眠多梦　肾作为人体重要的脏器之一，滋养和温煦着其他脏腑，若其他器官久病不愈，就容易伤及肾脏。许多慢性病如慢性肝炎、冠心病、支气管哮喘、高血压等患者，往往伴随有肾虚症状。

4. 哮喘　肾脏有"纳气"的功能。因肾虚不能纳气，就会引起喘息气短，呼多吸少，使人感到难以畅快呼吸。严重的情况下，伴随气喘还可能出现喘气加重、冷汗直冒等症状。

5. 腰痛　腰痛根本在于肾虚，可分为内伤和劳损。内伤肾虚一般指先天不足、久病体虚或疲劳过度所致。轻者难以弯腰或直立，重者出现足跟疼痛、腰部乏力等症；劳损指体力负担过重，或长期从事同一固定姿势的工作(使用电脑、开车等)，久之会损伤肾气，导致肾精不足。

6. 夜间多尿　一般夜尿次数在 2 次以上，或尿量超过全日的 1/4，严重者夜尿 1 小时 1 次，尿量接近或超过白天尿量，出现这样的情况就属于"夜间多尿"。白天小便正常，独夜间尿多，正是本症的特点，多因肾气虚弱所造成。

7. 头晕耳鸣　很多人经历过头晕的感觉，那种眼睛发花、天旋地转、恶心呕吐的滋味并不好受，且头晕患者常伴有耳鸣之声，妨碍听觉，长久下去，甚至会导致耳聋。造成头晕耳鸣的原因多与肝肾相关。中医上讲"肾藏精生髓，髓聚而为脑"，所以肾虚可致使髓海不足，脑失所养，出现头晕、耳鸣。

8. 便秘　便秘的人常因排便困难出现肛裂、痔疮等症，影响工作、生活，苦不堪言。虽然大便秘结属于大肠的传导功能失常，但其根源是因肾虚所致，因为肾开窍于二阴，主二便，大便的传导需通过肾气的激发和滋养才能正常发挥作用。

9. 腰酸腿痛，尿频尿急　长时间身体僵硬不变地坐在车里，外加开车精神紧张，久而久之形成气滞血瘀，而最终导致肾虚。

补肾应分阴阳

肾虚有肾阴虚和肾阳虚的区别，还有阴阳两虚者，补肾时要学会自我辨别，或者在中医师的指导下进行。肾阳虚表现为腰酸同时伴有怕冷、精神不佳、夜尿多、面白、舌淡、脉沉细。肾阴虚常表现为腰酸同时伴有五心潮热、烦躁、心烦失眠、头晕、舌红、苔少、脉细。两者兼而有之者为阴阳两虚。

肾脏病不一定表现为"肾虚""肾亏"

一般我们讲肾（脏）病，是西医的说法，它是指解剖学上的肾脏产生的疾病，俗称"腰子病"。肾病有很多种，如急慢性肾炎、肾病综合征、尿路感染、慢性肾功能不全等，也有其他疾病导致的肾病，其临床表现各异，可以表现为少尿浮肿、泡沫尿（蛋白尿）、血尿、高血压、尿频尿急尿痛等一个或多个症状。也有很多患者得了肾病，但没有明显的不适感，直到后期病情严重才发现，所以肾脏病临床表现常隐匿，是健康的隐形杀手。

肾虚或肾亏，是个中医的概念。中医的肾更多是从功能上来定义的，与西医的肾有相似之处，但它的含义更广。中医认为肾藏人体的精微物质，主宰人体的生长、发育和生殖，维持着人体的水液代谢平衡，保持呼吸的均匀，调节大小便，与骨、头发的生长息息相关。肾虚主要表现为以上功能的不足，如遗精早泄、腰膝酸软、畏寒肢冷、耳鸣耳聋、健忘、潮热盗汗、水肿、小便不利等。

有些肾病病程比较长，反复发作或经久不愈，中医认为久病会耗伤人体的气血津液，再加上肾病一般都会有不同程度的蛋白尿和（或）血尿，中医认为这些精微物质的丢失，就会出现肾虚的表现。但是有些人出现机体水肿，它也不一定是肾病，可以是心脏病或肝病的水肿，也可以是其他原因引起的水肿。

因此，不能简单地把肾脏病与"肾虚"或"肾亏"画等号，得了肾病时不要以为是肾虚而乱吃补药，有肾虚表现时要提高警惕，最简单的方法是做个尿常规检测，或就医排除肾脏病。

腰酸不一定是肾脏病，但和中医学的肾脏密切相关

腰酸是指腰部的酸楚不适，腰酸不一定是肾脏疾病。"腰部"在解剖

学上包括腰大肌、腰椎、腰部神经和血管,肾、肾上腺等组织器官,理论上所有这些组织和器官的疾病都有可能导致腰酸,但要具体判断是什么原因引起的,就需要有详细病史和相关检查。临床较常见的可引起腰酸的病症主要有:腰肌劳损,腰椎间盘突出,腰椎骨质增生,各种肾脏疾病,如慢性肾炎、肾病综合征等。对女性来说,某些妇科疾病也会引起腰酸,如盆腔炎、子宫内膜炎等。对男性来说,某些男科疾病同样也会引起腰酸。

尽管腰酸未必是肾脏疾病引起的,但是中医所说的肾与西医解剖学中的肾脏是有区别的,因此,中医所说的肾虚不一定是指肾脏疾病引起的肾虚。但腰酸者都与"肾虚"有一定联系,中医认为"腰为肾之府",腰部不适大多与肾有关。虽然中医学中将腰酸分为肾虚、风寒、寒湿、湿热、瘀血、痰积等不同类型,但无外乎虚、实两种,虚者为肾虚,而实者就是中医所说的"外邪"。但是,"正气存内,邪不可干",如果本身体质强的话,外邪就无法侵入,反之,外邪侵入者必有正虚。

腰酸不可盲目补肾

很多人一有腰酸就想到肾病,一想到肾病就会马上想到肾虚,也有很多人有点腰酸腰痛也马上想到是不是肾虚,会不会得了肾病,"腰子"有问题。其实以上的想法并非完全正确。既然腰酸与肾虚有关,那么是否需要补肾呢?单纯肾虚引起的腰酸,可通过补肾来改善;而实证的腰酸,则先要进行"祛邪"治疗。如有炎症者先进行抗感染治疗,有结石者先进行排石治疗等。总之,有器质性疾病者应该先对因治疗,排除致病因素,将"邪气"祛除后方可补肾。所以,对于持续腰酸不能缓解者,应及时到医院就诊,明确诊断后才可判断能否补肾。

无论是单纯肾虚引起的腰酸,还是其他疾病引起的腰酸,都应该遵循以下自我保健的原则。

(1) 饮食清淡,营养丰富:可采用食疗药膳来补肾,如山药、枸杞、黄芪、杜仲、首乌、当归等补肾益气养血的中药或药食同源的食物,药膳有黄芪山药粥、虫草老鸭汤等。

（2）适当休息，劳逸结合：饮食起居要有规律，注意避免风寒侵袭，预防感冒。上呼吸道感染、咽喉部或扁桃体遭链球菌等感染时，容易引起肾脏疾病。

（3）进行适当的体育锻炼：如打太极拳、练五禽戏等，调畅气血，增强机体免疫力，对肾虚者可起到很好的保健作用。

（4）有糖尿病和高血压病史者，要注意稳定血压和血糖：因为血压、血糖控制不好都会造成血管硬化，导致或加重肾脏病变。

中医养生法举隅

健康与长寿，自古以来就是人类的共同愿望和普遍关心的一件大事，特别是随着精神生活的日益丰富和物质生活水平的不断提高，人们越来越渴望着健康，盼望着长寿，"尽终其天年，度百岁乃去"。

但是怎样才能健康？又如何能达到天年？重要的一条途径是努力学习和切实遵循养生之道。关于养生之道与健康长寿的关系，早在两千多年前就已成书的《黄帝内经》里就非常明确地写道："余闻上古之人，春秋皆度百岁，而动作不衰；今时之人，年半百而动作皆衰者，时世异耶？人将失之耶？岐伯对曰：上古之人，其知道者，法于阴阳，和以术数，食饮有节，起居有常，不妄作劳，故能形与神俱，而尽终其天年，度百岁乃去。今时之人不然也，以酒为浆，以妄为常，醉以入房，以欲竭其精，以耗散其真……故半百而衰也。"这里的"半百而衰"，就是由于不懂得或不实行养生之道，而"尽终其天年"；活到自己应该活到的岁数，就是由于认真实行了养生之道的结果。这段论述指出了能否身体健康、益寿延年的关键，是在于人们是否懂得和实行了养生之道。

养生，又称摄生、道生、养性、卫生、保生、寿世等。养生一词最早见于《庄子》内篇。所谓生，就是生命、生存、生长之意；所谓养，即保养、调养、补养之意。总之，养生就是保养生命的意思。养生是否又等同于西医学所说的保健呢？保健作为医学专用术语，是近代西医传入以后才有的，它是指集体和个人所采取的医疗预防和卫生防疫相结合的综合措施。养生与保健，就个体保健角度而言，两词的含义基本上是一致的。

中国是世界四大文明古国之一，她的灿烂文化，对人类的进步做出了巨大贡献。在医学领域里,中医养生学,对于延缓人的衰老,延长人的寿命,做出了卓越的贡献,它是祖国伟大医药学宝库中的一颗灿烂奇珠。

四时养生的理论与原则

中医学关于养生的理论和方法是极其丰富的,但重要的是——顺时养生。正如《灵枢·本神》里所说:"故智者之养生也,必顺四时而适寒暑……如是,则僻邪不至,长生久视。"视,活的意思;长生久视,是延长生命、不易衰老的意思。为何能延长生命呢?是因为"僻邪不至",邪,指不正之气,僻邪不至,是说病邪不能侵袭。而病邪不能侵袭的关键又在于"顺四时而适寒暑",这是中医养生学里的一条极其重要的原则,也可以说是长寿的法宝。

《素问·宝命全形论》里说:"人以天地之气生,四时之法成。"《素问·六节藏象论》里云:"天食人以五气,地食人以五味。"这些都说明人体要依靠天地之气提供的物质条件而获得生存,同时还要适应四时阴阳的变化规律,才能发育成长。正如著名明代大医学家张景岳所说:"春应肝而养生,夏应心而养长,长夏应脾而养化,秋应肺而养收,冬应肾而养藏。"说明人体五脏的生理活动,必须适应四时阴阳的变化,才能与外界环境保持协调平衡。这与现代认为,生命产生的条件,正是天地间物质与能量相互作用的结果的看法,是基本一致的。人类需要摄取饮食,呼吸空气与大自然进行物质交换,从而维持正常的新陈代谢活动。

春季养生法

春为四时之首,万象更新之始,正如《黄帝内经》里所说:"春三月,此谓发陈。天地俱生,万物以荣。"意思是,当春归大地之时,冰雪已经消融,自然界阳气开始升发,万物复苏,柳丝吐绿,世界上的万事万物都出现欣欣向荣的景象,"人与天地相应",此时人体之阳气也顺应自然,向上向外疏发。因此,春季养生必须掌握春令之气升发舒畅的特点,注意保卫体内的阳气,使之不断充沛,逐渐旺盛起来,凡有耗伤阳气及阻碍阳气的情况皆应避免，这个养生原则应具体贯穿到饮食、运动、起居、防病、精神等各个方面去。

春季又如何保养阳气呢？《黄帝内经》里曾明确指出："虚邪贼风，避之有时。"意思是，对于能使人致病的风邪要能够及时地躲避它，这一点在春季尤其重要。原因是，春天是风气主令，虽然风邪一年四季皆有，但主要以春季为主。地球的表面凹凸不平，冷热不均，于是便形成了来去匆匆的风，风既是绿色的信使，也是落叶的祸首，历来它就以温顺和蔼、狂暴凶残两张脸谱对人类施以福祸。

风邪既可单独作为致病因子，也常与其他邪气兼夹为病。因此，风病之病种较多，而病变复杂，故《黄帝内经》里说"风者，百病之长也"，说明了在众多引起疾病的外感因素中，风邪是主要致病因素。医疗气象学告诉我们，在大风呼啸时，空气的冲撞摩擦噪音使人心里感到烦躁不适，特别是有时大风音频过低，甚至达到"次声波"的标准。科学家们已经发现次声波是杀人的声波，它能直接影响人体的神经中枢系统，使人头痛、恶心、烦躁，甚至置人于死地。此外，猛烈的大风常使空气中的"维生素"——负氧离子严重减少，导致那些对天气变化敏感的人体内化学过程发生变化，在血液中开始分泌大量的血清素，让人感到神经紧张，压抑和疲劳，并会引起一些人的甲状腺负担过重。另外，大风使地表蒸发强烈，驱走大量的水汽，空气湿度极大地减少，这会使人口干唇裂、鼻腔黏膜变得干燥、弹性减少，容易出现微小的裂口，防病功能随之降低，使许多病菌乘虚而入，导致呼吸道疾病的发生，如支气管炎、流感、肺结核等许多疾病流行。这也往往是"风助病威"的结果。故《黄帝内经》里又说："风者，百病之始也。"意思是，许多疾病的发生，常常与风邪相关联。

中医学认为，风邪侵袭人体后，可产生下述病理变化。

一是伤人上部：如伤风感冒中常见头疼、鼻塞、多涕、咽喉痒痛等症状；风水一证，起初也多以眼睑水肿为多见，这是风邪与水液相搏，而风性向上的缘故。伤风感冒之所以多见头疼、恶风、畏寒等症状，这是肺部受侵、风邪在表的见证。因为风邪常从外表侵入人体，故肺与皮毛首当其冲而最先罹患。尤其是当贼风避之无时，或汗出当风时，腠理开，风邪乘虚而入，常可导致肺气不宣、卫气不固、营卫不和，而见发热、恶风、咳嗽、汗出等症状。

二是病变范围广：中医认为，风邪善行数变，变化无定，往往上下窜扰，故病变范围较广，在表可稽留于皮毛或肌肉腠理之间，或游走于经脉之中；逆于上，可直达巅顶；犯于下，可侵及腰膝胫腓等处。这种来去迅速、变化多端的冲击，在临床上也不乏见。例如皮肤风疹，其来势急剧，甚至数分钟内即可遍及全身，其痒难忍。但有时去也迅速，说退就退，而退后常不留任何痕迹。至于"风痹""行痹"等症，常见游走性的大关节红肿热痛；有些典型病例可见病损由肩至肘，肩肘渐退而膝踝又起，因此《黄帝内经》里称："风者，善行而数变。"

三是"风胜则动"：古人见到空气流动而成风，因此推论风邪致病，其证以动为特征，即所谓"风胜则动"。故凡见肢体运动异常，如抽搐、痉挛、颤抖、蠕动，甚至角弓反张、颈项强直等症往往责之于风而列为风病。破伤风之抽搐及面神经瘫痪所致之口眼歪斜等可为代表。

四是兼杂为病：所谓兼杂为病，是指风邪常与其他邪气相兼合并侵犯人体。如在长夏之季，风邪常与湿邪侵袭脾胃，往往可见消化不良、腹胀、腹泻等脾胃受损的症状。若与热合，而为风热；与寒合为风寒；或风寒湿三气杂至侵袭人体，人们常说的风热外感、风寒外感、风湿痹痛等即为显例。不仅如此，中医认为风还可与体内之病理产物如痰相结合而成风痰，风痰上犯又可引起种种病症。综上所述，风邪致病必须予以重视，春季养生的关键是要防风。西医学亦很重视气流（即风）与健康的关系，因为气流的变化可影响人的呼吸、能量消耗、新陈代谢和精神状态。适度气流使空气清洁、新鲜，对健康有益，而反常的气流则有害于人体健康。我国的大风虽然多发于春天，但秋冬季节亦不少，特别是华北地区这时风多且大，天气较冷。由于大风的作用，加剧了空气与皮肤的热量交换，使体内的热量过多散失，造成人的抗病能力下降。而过度寒冷可使体表皮肤血管收缩，可直接诱发某些风湿性疾病的发作，如雷诺病、硬皮病等。在户外工作和活动时,若受强冷的大风吹袭时间过长,容易引起"歪嘴疯"(面神经麻痹病)的发生。

尽管风邪能使人产生不少病理变化,甚至是疾病,但毕竟春天是给万物带来生机的季节,正如俗话所说:"一年之计在于春。"在阳光明媚的春天,人们又应如何养生,才能使身体更健康呢?

1. 精神调养　春天,大自然生机勃发、万物苏醒,一派欣欣向荣,真可谓"天地俱生",具体到人,亦应顺应春天阳气升发、万物始生的特点,在精神调养方面,着眼于一个"生"字。怎样"生"呢?《黄帝内经》明确指出"生而勿杀,予而勿夺,赏而勿罚""以使志生"。这里的以使志生,就是说人们在春天要让自己的意志生发,而不要使情绪抑郁,应做到心胸开阔。乐观愉快,一定要让情志生机盎然。具体地说,在思想上要开朗、豁达,使情志生发出来,切不可扼杀,只能助其畅达,而不能剥夺,只能赏心怡情,绝不可抑制摧残。

由上可知,精神愉快才能使志生,而要精神愉快,必须遇事戒怒。"怒"是历代养生家最忌讳的一种情绪,它是情志致病的魁首,对人体健康危害极大。因为怒不仅伤肝脏,还伤心、伤胃、伤脑等,从而导致各种疾病。在《老老恒言·戒怒》中这样说:"人借气以充身,故平日在乎善养。所忌最是怒,怒气一发,则气逆而不顺,窒而不舒,伤我气,即足以伤我身。"古人的这些论述充分说明了一定要把戒怒放在首位,指出了气怒伤身的严重危害性。

怎样才能戒怒呢?

首先,要学会用意识控制,即当你怒从心头起,将要和人吵架的时候,就要赶快提醒自己,吵架只会给双方带来更多的烦恼,不能解决任何问题,实在不值得。这样,用理智的力量来控制自己的怒气,也就不会使用粗鲁的语言,更不会采取粗暴的行动。

其次,要会运用疏泄法,即把积聚、抑郁在心中的不良情绪,通过适当的方式宣达、发泄出去,以尽快恢复心理平衡。但发泄不良情绪,必须学会通过正当的途径和渠道来发泄和排遣之,绝不可采用不理智的冲动性的行为方式。否则，非但无益，反而会带来新的烦恼，引起更严重的不良情绪。

第三，还可采用转移法，即通过一定的方法和措施改变人的思想焦点，或改变其周围环境，使其与不良刺激因素脱离接触，从而从情感纠葛中解脱出来，或转移到其他事物上去。

第四，要保持精神愉快，就要培养"知足常乐"的思想，不过分追求名利和享受，如《黄帝内经》里所倡导的"高下不相慕""美其食，任其服，乐其俗"，意思是，不论社会地位的高低，都不要去倾慕，无论吃什么都感到很满足，穿什么也不挑剔，不管社会风气如何，都能够处得好。总之，要体会"比上不足，比下有余"的道理，这样可以感到生活和心理上的满足。

第五，保持精神愉快，还要把日常生活安排得丰富多彩。

第六，保持精神愉快，还要培养幽默风趣感。

2. 起居保健　《黄帝内经》指出："夜卧早起，广步于庭，被发缓形，以使志生。"意谓春天人们应当晚一些睡，早点起，以适应自然界的生发之气。起床后宜披散着头发、舒展着形体，在庭院里信步漫行，这样就能达到使思想意识、灵感生发不息的目的。

在衣着方面，由于春天气温变化较大，多出现乍暖乍寒的情况，再加之人体的皮肤腠理已经开始变得疏松，故穿着总的要求是：一方面要宽松舒展，另一方面又要柔软保暖，并且还要做到衣服不可顿减。关于这一点《寿亲养老新书》里明确指出："春季天气渐暖，衣服宜渐减，不可顿减，使人受寒。"《摄生消息论》中也强调说"不可顿去棉衣，老人气弱，骨疏体怯，风寒易伤腠理。时备夹衣，遇暖易之一重，渐减一重，不可暴去""稍冷莫强忍，即便加服"，而且特别叮嘱体弱之人要注意背部保暖。在《千金要方》中，主张春时衣着宜"下厚上薄"，既养阳又收阴。《老老恒言》亦赞同此观点，原文曰："春冻未伴，下体宁过于暖，上体无妨略减，所以养阳之生气。"在衣服款式上符合"宽松舒展"要求的，主要是"V"字形装和运动装：所谓"V"字形装，主要指茄克衫，它穿着自由、轻便、舒适，一般用棉麻、丝麻、毛麻等粗纺面料制作，其造型上大下紧，肩部宽度比正常男体宽出左右各 2 厘米,形成落肩,式样潇洒动人,尤宜于春季时穿。运动装时装化已成为世界时装新兴潮流,其特点是肩宽大、胸围放松度大、袖根肥大,穿着后觉得轻快、柔软、舒适、自由,又由于其面料选择范围广泛,色彩多为鲜明、和谐的对比色,会使人增添刚健、洒脱之美,使青年人强健,老年人显得年轻。

春季服装的第二个要求是柔软保暖,原因是每年 3～5 月这段春光明媚的季节,尽管天气转暖,但是气温变化还很大,尤其是早晚与中午的温差还相当大。

这里尤其要指出的是,一些年轻人,特别是女青年,由于受欧美国家服饰的影响,喜欢穿紧身的衣裤,追求所谓"曲线美"。但穿衣服不仅要考虑到美,还要考虑到健康。紧身裤之所以不宜于女青年,道理是:女性的阴道常分泌一种酸性液体,使外阴保持湿润,有防止细菌侵入和杀灭细菌的作用,若裤子穿得过紧,就不利于阴部湿气蒸发,往往会引起一些疾病。长时间过热过湿的环境,为细菌繁殖创造了有利条件,容易引起炎症。在炎症的刺激下,分泌物增多,又引起瘙痒,甚至引起泌尿道感染。因此,内裤宜松,宽大适中,并且不能用尼龙等衣料做内裤。

此外,家庭居室绿化是春季养生的一个重要方面。现代科学研究认为,绿化有益于人的健康长寿,故在我国民间也素有"树木花草栽庭院,空气新鲜人舒展"的说法。若能常在静谧、芬芳、优美的绿色环境中生活,人体皮肤温度可降低 1～2.2℃,脉搏每分钟减少 4～8 次,且血流缓慢、呼吸均匀、心情舒畅,这对于心、脑血管病、高血压、神经衰弱以及呼吸道疾病有良好的辅助治疗作用。绿色植物还可吸收滞留在空气中的大量尘粒,从而使空气得以净化。尤其是绿色植物可过滤吸收放射性物质,消除生活环境中的噪音,改善和调节人体生理功能。植物的青绿色不仅能吸收阳光中对眼睛有害的紫外线,还由于色调柔和而舒适,有益于眸明眼亮和消除疲劳,并使嗅觉、听觉以及思维活动的灵敏性得到改善。

3. 运动保健

(1)多旅游:因为在寒冷的冬季里,身体被厚厚的棉衣捂了 2～3 个月,体温调节中枢和内脏器官的功能亦有不同程度下降,肌肉和韧带长时间不活动,更是萎缩不展,收缩无力,极需外出踏青赏景,既锻炼了身体,又陶冶了情操。

(2) 多散步:春暖花开之际,散步是一种值得推广的养生保健方法。一天紧张繁忙工作之后,到街头巷尾走一走,可以很快消除疲劳,由于腹部肌肉收缩,呼吸均匀乃至加深,利于血液循环,增强胃肠消化功能。众多寿星的长寿秘诀之一,就是每天要有一定时间散步,尤其更重视春季散步,因为春季气候宜人,万物生发,更有助于健康。散步要不拘形式,量力而行,切勿过度劳累。

(3) 晨起宜伸懒腰:之所以提倡晨起宜伸懒腰,是因为经过一夜睡眠后,人体松软懈怠,气血周流缓慢,故方醒之时,总觉懒散而无力,此时若四肢舒展,伸腰展腹,全身肌肉用力,并配以深吸深呼,则有吐故纳新、行气活血、通畅经络关节、振奋精神的作用,可以解之、醒神、增气力、活肢节。中医学认为,"人卧血归于肝""人动则血流于诸经",经过伸懒腰,血液循环加快,全身肌肉关节得到了活动,睡意皆无,头脑清楚,同时,激发了肝脏功能,符合春季应该养肝之道。

(4) 多做户外活动:所谓户外活动,就是指在室外、庭院、公园、大自然中的一些运动,如钓鱼、赏花、散步、郊游、练气功、打太极拳等。由于在室外,空气中的维生素较丰富,这种维生素就是空气中的负离子,负离子虽见不到,摸不着,却无时无刻不在"飘游",有利于地球上生物维持骨骼的生长发育,对预防儿童的佝偻病和中老年人的骨质疏松症都十分有益。

4. 饮食调养

(1) 多吃温补阳气的食物:春天,在饮食方面,首先要遵守《黄帝内经》里提出的"春夏养阳"的原则,也就是说,在饮食方面,宜适当多吃些能温补阳气的食物。李时珍《本草纲目》引《风土记》里主张"以葱、蒜、韭、蓼、蒿、芥等辛嫩之菜,杂和而食",除了蓼、蒿等野菜现已较少食用外,葱、蒜、韭可谓是养阳的佳蔬良药。下面,我们一一论述之。

◎ 韭菜。唐代著名诗人杜甫有"夜雨剪春韭,新炊间黄粱"的诗句,陆放翁有"鸡跖宜菰白,豚肩杂韭黄"的吟咏,说明了韭菜自古以来就受到人们的特别喜爱。500 g 韭菜含蛋白质 5～10 g、糖 5～30 g、维生素 A 20 mg、维生素 C 89 mg、钙 263 mg、磷 212 mg 以及挥发油等。另外,韭菜还含有抗生物质,具有调味、杀菌的功效。特别是韭菜含粗纤维较多,而纤维素现在已被人们称为"第七大营养素",是人们必不可少的物质。

韭菜,虽然四季常青,终年供人食用,但以春天吃最好,正如俗话所说:"韭菜春食则香,夏食则臭。"春天气候冷暖不一,需要保养阳气,而韭菜性温,最宜人体阳气。正如《本草拾遗》里所说:"在菜中,此物最温而益人,宜常食之。"李时珍亦云:"韭叶热根温,功用相同,生则辛而散血,熟则甘而补中,乃肝之菜也。"

所谓肝之菜,是说吃韭菜对肝的功能有益,中医学认为,春季与人体五脏之一的肝脏相应,春天,人体肝气易偏旺,而影响到脾胃的消化吸收功能,但春天多吃些韭菜,可增强人体脾胃之气,从这个角度来说,也宜多食韭菜。由于韭菜不易消化,一次不要吃得太多。此外,胃虚有热,下部有火和消化不良者,皆不宜食用。

◎ 大蒜。最近,日本出现了一家举世无双的"大蒜餐馆",该餐馆供应的全是以大蒜为配料的美味食品。有泰国风味的大蒜炖鸡、大蒜面包,日本风味的大蒜面条,中国风味的大蒜鲤鱼,美国风味的大蒜饼干等 100 余种"大蒜菜"。

大蒜之所以受人们青睐,是在于大蒜不仅具有很强的杀菌力,对由细菌引起的感冒、腹泻、肠胃炎以及扁桃体炎有明显疗效,还有促进新陈代谢、增进食欲、预防动脉硬化和高血压的效能。据最新研究,大蒜还具有一定的补脑作用,其原因是大蒜可增强维生素 B_1 的作用(大蒜可以和维生素 B_1 合成产生一种叫做"蒜胺"的物质。蒜胺的作用比维生素 B_1 还要强),而维生素 B_1 是参与葡萄糖转化为脑能量过程的重要辅助物质。另据奥地利塞白斯多夫研究中心的最新研究发现,大蒜能抵制放射性物质对人体的危害,减轻由此带来的不良后果。

尽管吃大蒜对身体颇有裨益,但生吃过多也不利于健康。《本草从新》里说："大蒜辛热有毒,生痰动火、散气耗血。虚弱有热的人切勿沾唇。"过多生食大蒜会使胃组织在强烈刺激下受到损坏,引起急性胃炎;并对心脏病、肾炎等疾病产生副作用。时间长了还会引起维生素 B₂ 缺乏症,形成口角炎、舌炎等皮肤病。因此,生食大蒜必须注意以下几点:不可空腹生食和食后喝过热的汤、茶;应隔日少食,每次以 2～3 瓣为限;肝、肾、膀胱有疾者在治疗期间应免食;心脏病和习惯性便秘者应注意少食;不可与蜂蜜同食。

◎ 葱。葱有大葱、小葱、冬葱之分。是人们制作菜肴的一种常用调味品。其营养丰富,就拿大葱为例。每 100 g 含蛋白质 1～1.8 g,脂肪 0.3～0.7 g,钙 12～89 mg,胡萝卜素 1～1.6 mg,维生素 B₁ 0.05～0.09 mg,核黄素 0.46 mg,维生素 C 的含量比苹果高 10 倍,比柑橘高 2 倍。葱还含有葱蒜辣素,有较强的杀菌作用。在冬春季呼吸道传染病和夏秋季肠道传染病流行时,吃些生葱有预防作用。

中医认为,葱一身都是药。其叶能利五脏,消水肿;葱白可通阳发汗、解毒消肿;葱汁可散瘀血、止痛、解毒;葱根能治便血及消痔。在《本草纲目》中就记载了用葱能治病的药方有 54 个,可治数十种病。民间有用葱白 500 g,大蒜 250 g,切碎加水 2 000 g 煎煮,日服 3 次,每次 1 茶杯,可预防流感;若是胃痛、胃酸过多,消化不良的人可将大葱头 4 个捣烂,调入红糖 200 g,连服数日有效。

总之,春天宜多食温,当然对于阴虚有火之人,又另当别论了。

(2) 春季饮食调养宜多食甜,少食酸:唐代药王孙思邈说:"春日宜省酸,增甘,以养脾气",意思是当春天来临之时,人们要少吃点酸味的食品,而要多吃些甜味的饮食,这样做的好处是能补益人体的脾胃之气。

中医学认为,脾胃是后天之本,人体气血化生之源,脾胃之气健壮,人可延年益寿。但春为肝气当令,肝的功能偏亢,根据中医五行理论,肝属木、脾属土,木土相克,即肝旺可伤及脾,影响脾的消化吸收功能。中医又认为,五味入五脏,如酸味入肝,甘味入脾,咸味入肾等。若多吃酸味食品,能加强肝的功能,使本来就偏亢的肝气更旺,这样就会大大伤害脾胃之气。有鉴于此,在春天,人们要少吃些酸味的食物,以防肝气旺;而甜味的食品入脾,能补益脾气,故要多吃一点。哪些食物在春季多吃好呢?

◎ 大枣。大枣性味甘平,尤宜于春季食用,我国人民一向把枣当作补气佳品,数千年来,小小红枣世世代代为人珍爱。《北梦琐言》曾流传这样一个故事:"河中永乐县出枣,世传得枣无核者可度世。里有苏氏女获而食之,不食五谷,年五十嫁,颜如处子。"虽情节不完全真实,但非无稽之谈。国外把大枣称为"天然维生素丸",其维生素磷的含量为百果之冠,所含磷和钙比一般果品多 2～12 倍。它是滋养血脉、强健脾胃的食品,正如《本草纲目》中所说:"大枣气味甘平,安中、养脾气、平胃气、通九窍,助十二经,补少气、少津液、身中不足,大惊四肢重,和百药,久服轻身延年。"有位英国医生在 163 例虚弱患者中做对比实验,凡是连续吃枣的,其健康恢复的速度比单纯吃维生素类药物快 3 倍以上。在我国民间亦流传着"一日吃三枣,终生不显老"的说法。

◎ 锅巴。是煮米饭时锅底所结之物经低温烘烤而成,略黄不焦,既香又脆。据现代科学分析,焙锅巴所用的粳米,含有淀粉、蛋白质、脂肪、维生素 B_1、维生素 A、维生素 E、纤维素和钙、磷、铁等矿物质。除淀粉外,其他成分大多藏于米粒胚芽和外膜里。经过低温烘烤,略微炭化后,外层的营养成分多被破坏,部分的淀粉也分解了,故食时极易消化;另外,嚼锅巴时,必须细嚼慢咽,分泌大量的唾液酶又可帮助消化吸收,促使肠胃蠕动,增强其功能;再则微炭化后的锅巴,能吸附肠腔里的气体、水分和细菌的毒素,以达到收敛止泻的效果。

中医学认为,焙烤成锅巴的粳米有补脾、养胃、强壮、滋养的功效,最宜病后调理。粳米若经炒、烘、烤之后,食之味香,促进食欲,并可消食导滞,收敛止泻。因此,春天还是多食锅巴好。

◎ 山药。味甘性平无毒,有健脾益气、滋肺养胃、补肾固精、长肌肉、润皮毛、滋养强壮等功用,适用于身体虚弱、食欲不振、消化不良、久痢泄泻、虚劳咳嗽、遗精盗汗、小便频繁等症。山药尤宜于春季食用,一则能健脾益气,可防止春天肝气旺伤脾;二则能补肾益精,使人体元阳之气充沛,可增强人体抵抗力、免疫力，不易在春天发病；三则山药营养丰富，其每100 g 含蛋白质 1.5 g、碳水化合物 14.4 g、钙 14 mg、磷 42 mg、铁 0.3 mg、维生素 C 4 mg，此外，还含有皂苷、胆碱、黏液质、淀粉酶、碘、精氨酸等成分。

山药因含有较多的淀粉，煮熟后可代替粮食食用。其入馔多做甜菜，如拔丝山药、一品山药、水晶山药球、扒山药等。同时，它又是烹制炸猪排、素香肠、素排骨等菜的重要原料。山药还可制成风味小吃，例如山药蛋糕、山药豆沙包、芝麻山药焦脆饼、山药糖葫芦等。现在民间流传有许多山药治病的灵验便方，其中应用最广的是山药粥，即用大米煮成粥，加入白糖和蒸熟捣烂的山药泥搅匀，本粥可健脾补肺，滋肾益精，强身健体，非常适合体弱多病者和中老年人食用，若再加入红枣煮成山药红枣粥，则滋补效果更好，被人们盛赞为"长寿粥"。山药若和甘蔗捣烂取汁混匀，炖热饮服，每天 2 次，可治久咳、痰多、气喘、慢性支气管炎。总之，山药既可食用，又可药用，尤以春天食之最佳。

（3）春天饮食调养要多吃些蔬菜：因为人们经过冬季之后，较普遍地会出现多种维生素、无机盐及微量元素摄取严重不足的情况，如春季常见人们发生口腔炎、口角炎、舌炎、夜盲症和某些皮肤病等现象，这些都与因为新鲜蔬菜吃得少所造成的营养失调有关。因此，春季到来，人们一定要多吃新鲜蔬菜，下列蔬菜可供选择。

◎ 菠菜。是春天蔬菜的主要品种之一，又叫波斯菜，从尼泊尔传入我国。菠菜柔嫩味美，营养丰富，蔬药兼优。

在每 100 g 菠菜中，含蛋白质 2.4 g，脂肪 0.3 g，碳水化合物 4.3 g，胡萝卜素 3 mg，尼克酸 0.6 mg，维生素 B_2 0.17 mg，维生素 C 32 mg。另外，还含有较多的钙、磷、铁等矿物质。特别是菠菜的胡萝卜素含量可与胡萝卜媲美，一个人如每日吃 50 g 菠菜，其维生素 A 就可满足人体正常需要；维生素 C 的含量比西红柿高 1 倍多。

中医学认为，菠菜有养血、止血、润燥之功，如李时珍《本草纲目》里说："菠菜通血脉，开胸膈，下气调中，止渴润燥，根尤良。"菠菜对衄血、便血、坏血病、消渴、大便涩滞、高血压、肠结核、痔疮等病有一定疗效,并能促进胰腺分泌,帮助消化。下面仅举数例菠菜食疗方。

若是高血压、便秘、头痛、面红者,可用鲜菠菜洗净放入开水中烫上三五分钟,取出切碎用少许香油、盐等伴食,每天 2 次当菜食用很有疗效。若是糖尿病,可用菠菜根洗净 60 g、鸡内金 15 g,水煎代茶饮;或将菠菜根切碎,鸡内金研末同米煮粥食用亦可;若是夜盲症,用鲜菠菜 500 g 捣烂,榨取汁,每天 1 剂,分 3 次服用,但需常用才有效。

尽管菠菜药蔬俱佳,但不宜过量,因为菠菜含有草酸,草酸进入人体后,与其他食物中含的钙质结合,形成一种难溶解的草酸钙,这就不利于人体对钙质的正常吸收。

◎ 荠菜。每至清明节前后,荠菜茎叶鲜嫩,是采集的大好时节。据分析,荠菜含有丰富的氨基酸、蛋白质、多种维生素、糖类、无机盐类及钙、磷、钾、铁、锰等多种有益成分。荠菜的吃法多种多样,无论炒、煮、炖、煎、还是作馅作汤,或做成春卷,吃起来皆清香可口,鲜而不俗,别有一番风味。

中医学认为,荠菜味甘淡、性微寒,能凉血止血、清肝明目、清热利尿,主治妇女崩漏、咯血、衄血、便血、泌尿系统感染、高血压病等。若是妇女月经过多,产时恶露不绝者,取荠菜 60 g、马齿苋 60 g,加水煎汤服;若是患有咳血、吐血、尿血、便血者,用荠菜 60 g,配以白菜根、鲜藕节各 30 g,煎汤内服,亦有明显的止血效用;若是高血压、动脉硬化的患者,每天用鲜荠菜 60 g,加水适量,煮开锅后,打鸡蛋 3 个,吃鸡蛋喝汤,能改善头晕头痛的症状。

◎ 莴笋。又名莴苣,产期以春初和秋末为时令,春笋质量尤佳。莴笋中含有多种维生素和无机盐,其中以铁的含量较丰富,因莴笋中的铁在有机酸和酶的作用下,易为人体吸收,故食用新鲜莴笋,对治疗各种贫血非常有利。尤其是莴笋中还含有一种酶,能消除强致癌物质亚硝铵引起的细胞突变,有一定抗癌作用。莴笋中的尼克酸,是人体里一些重要酶的成分,可激活胰岛素,促进糖的代谢,对糖尿病的老人非常有益。此外,莴笋中的氟可帮助牙齿和骨骼的形成。

这里要说明一点,有的人在蔬菜少的春天,常常用多吃些水果的方法来代替蔬菜,这种做法不可取,因为水果不能代替蔬菜,尽管水果和蔬菜确有不少相似之处。如,都含有较丰富的维生素、纤维素和有机盐。但两者毕竟有区别,虽然水果和蔬菜都含有碳水化合物,但水果所含的多是葡萄糖、蔗糖和果糖等一类化学上称为半糖和双糖的碳水化合物,而蔬菜所含的碳水化合物则多是淀粉一类的多糖。前者进食后,胃和小肠可以不加消化或稍加消化,便很快进入血液,如果食用过多,会使血液中的血糖急剧上升,进而刺激胰腺分泌大量的胰岛素,使精神不稳定,出现头昏脑涨、疲劳乏力等症状。而且葡萄糖、果糖大量进入肝脏后,很容易转化为脂肪,使人发胖。而后者多是淀粉,需要各种消化酶消化溶解之后才被逐渐吸收,因而使体内血糖稳定,有利于身体健康。

5. 药物保健 在春天亦不可忽略了药物保健,一些古代中医养生家就提出了在这个季节还应服用一些中药,以调整机体功能,预防疾病。如孙思邈曾在《千金翼方》中提出:"凡人春服小续命汤三五剂及诸补散各一剂。"《寿世保元》亦指出:"三月采桃花酒饮之,能除百病益颜色。"除此之外,古人认为,在"立春"那天,宜服蔓青汁,以预防春季传染病;在"三月之节宜饮松花酒";在"春分后宜服神明散"。

以上说明,古人对于春天的药补还是很重视的,那么,究竟在春天如何补好呢?

(1) 药补:要吃点能增强身体抵抗力的补药,以防止外感热病的发生。

春天由于阳气升发,正是推陈出新的时期,温暖多风,因此非常适合细菌、病毒等微生物的生存和传播,故外感热病较多,在此种情况下,就要吃点能补充人体正气,即抵抗力,亦称免疫力的药物。具体药物如下。

◆ 玉屏风散。是小粒丸剂,内有黄芪、白术、防风诸药组成,对于卫气虚弱、体表不固、易患感冒伤风者为宜。风为春天之主气,最易侵袭人体,平时服此药,能有效地抵御风邪的侵袭,不得病或少得病,对于体质虚弱者,春天尤当服此药。服法:每天 2 次,每次服 3 钱,温开水送服。

◆ 黄精丹。是大粒蜜丸,每丸重 3 钱;内有黄精、当归各等分,功能补益气血,适用于身体虚弱,症见精神疲倦、腰膝酸软、面黄肌瘦、饮食渐少、自汗盗汗者。中医学认为,"气血不和,百病乃变化而生",因此,只有气血调和,身体才能康健。老年人、身体虚弱之人、35 岁以上的妇女、40 岁以上的男性在春天当服此药。服法:每天 2 次,每次服 1 丸,用温开水送服。

◆ 补健增肥丸。是小丸剂,每瓶 200 粒。功能促进食欲,加强胃肠消化,助长吸收营养。增加体重,药力遍及全身,肌肉肥壮结实。同时,可安脑宁神,夜寐酣畅舒适,享受安宁幸福。尤宜于身体瘦弱,骨瘦如柴,胃口呆滞,消化不良,面色苍白,气血两亏,哮喘瘦弱,病后失调,形神枯槁,发育不良,睡眠不宁,烦躁善怒,成长迟缓,身体矮小者。服法:成人每天 1 次,晚间临睡前服 2 粒,连服 7 天。由第 8 天起,每天 1 次,晚间临睡前服 4 粒,连服 7 天。由第 15 天起每天 1 次,临睡前服 6 粒,连服 7 天,由第 22 天起每天 2 次,早晨服 6 粒,晚上临睡前再服 6 粒,不可增减。小儿服法:4~8 岁,按照成人服法,服量丸数减半,8 岁以上按成人量服。孕妇勿服。

(2) 食补:"药补不如食补",春天尤当重食补,可选择下列药膳。

《实用中医保健学》里说:"春季调摄药膳一般宜采用益气升发、养阴柔肝、疏泄条达的药物,配合相应的食物来调制,在选用药物时应避免过于升散,也要避免过于寒凉。常用的药物有:首乌、白芍、枸杞、川芎、人参、黄芪等。配用的食物有:鸡肉(蛋)、鹌鹑(蛋)、羊肉、猪肉、动物肝、笋、木耳、黄花菜、香菇、鲫鱼等。"下面,仅举几例说明之。

◎ 鹌鹑肉片。原料:鹌鹑肉 100 g、冬笋 10 g、水发口蘑 5 g、黄瓜 15 g、鸡蛋清 0.5 个、酱油、料酒、花椒水、精盐、小豆粉、味精、汤各适量。方法:将鹌鹑肉切成薄片,用鸡蛋清和小豆粉拌匀,将冬笋、口蘑、黄瓜均切成片;再把勺内放入猪油,烧至四五成熟时,将鹌鹑肉片放入,炒熟,倒入漏勺内;最后将勺内放入汤,加入精盐、料酒、花椒水、酱油、冬笋、口蘑、黄瓜和炒熟的鹌鹑肉片,烧开后,打去浮沫,放入味精、盛入碗内即成。功能:本药膳能补五脏、益中气,适用于身体虚弱、脏腑功能减退者。

◎ 姜葱鲩鱼。用约重1000 g的黑鲩鱼1条,去鳞、鳃、肠脏,洗净,鱼身两侧用刀划口。将鱼放在盘中,上展蒸到八成熟时,调加黄酒、盐、味精适量,再继续蒸熟。上桌前,鱼上撒姜丝、葱丝、蒜末适量,再淋上烧到起烟的滚热香油即可。黑鲩鱼益气滋肾、强壮补益,姜、葱、蒜、黄酒发散解表,益气通阳,解毒辟疫。在春季感冒流行之时,作餐食用本品,有预防作用。

◎ 首乌肝片。首乌液20 ml、鲜猪肝250 g、木耳20 g、青菜叶少许。先将猪肝切片用少量首乌液、盐、淀粉拌匀,放入烧热油中滑馏,冉与木耳、青菜、剩余的首乌液、葱、姜、味精、酱油等炒熟即成。首乌液可用新鲜首乌榨汁,或用干首乌浓煎成汁。本药膳是成都惠安堂滋补餐厅方,是慢性肝炎、冠心病、高血压、高脂血症、神经衰弱患者之膳食,若无病常食,也能健身益寿。

◎ 拌茄泥。原料:茄子250 g、盐5 g、香油5 g、蒜泥5 g、酱油15 g。做法:将茄子削皮,切成两半,装在盆内上蒸笼蒸烂;将蒸烂的茄子晾凉用,放上酱油、香油、蒜泥、盐、拌匀即可食用。功能:茄子甘寒,可祛风清热,是本菜的主料;同时配以辛温的蒜泥,故此药膳既能清热,又可健脾,尤适宜于在春季感受温热之邪者。

6. 防病保健　春天,气候转暖,温热毒邪开始活动,致病的微生物、细菌、病毒等,随之生长繁殖,因而风温、春温、温毒、瘟疫等,包括西医学所说的流感、肺炎、麻疹、流脑、猩红热等传染病多有发生、流行。因此,春季一定要重视防病保健。

(1) 春天"困倦"的防治:春天,人们常感到困倦、乏力,精神不振,昏昏欲睡,早晨醒来也较迟。道理何在呢?

春困不是病,而是一种正常的季节性变化时出现的生理现象,原因是:冬天为了防止散失大量的热量,人体在中枢神经系统的调节下,整个皮肤的血管处于收敛状态。而到春天,由于天气变暖,大地复苏,皮肤血管和毛孔渐渐扩张,皮肤的血流量大大增加,但由于人体内血液的总流量是相当稳定的,供应皮肤的血流增加,相对来说,供应给脑的血液就会减少;此外,春天日长夜短,人们的睡眠时间相对减少,所以,使人感到困倦,爱睡觉。

春天困倦虽不是病态,但因为影响到学习和工作效率,必须设法清除。措施如下。

第一,注意睡眠,即晚上不要太迟入睡,早晨不要贪睡不起,正如俗话所说:早睡早起精神好,这样有助于提高夜间睡眠的质量。晨起最好用冷水洗脸,以刺激皮肤和大脑,使之尽快适应这种冬春季节的血液循环变化。亦有人主张增加睡眠时间来解除春困,其实大可不必,因为睡懒觉并不能增加大脑的血液供应,反而会引起惰性,使人越睡越懒。成年人每天8小时,中学生8~9小时,小学生9~10小时就可达到休息目的。而且这个时间也因人而异,有些人并不需要这么长时间的睡眠。此外,春天还不宜过多"开夜车",以免诱发或加重春困。

第二,重视锻炼,因为体育锻炼能大大加快大脑处理信息的反应速度,故能有效地防止春天的困倦。当气候逐渐转暖,在冬天长期紧闭室内的人,应该顺应自然的变化,多到大自然中活动,如放风筝、爬山、郊游等,都能使人精神振奋,浑身充满活力。原因是运动改善了肌体的新陈代谢过程,增强了血液循环和呼吸功能,对中枢神经系统、内分泌系统以及免疫系统功能也有良好的刺激作用。

(2) 当心"春寒伤人":春到大地,给万物带来了生机,然而早春却寒意正浓,人们仍觉得很冷,所以,群众中有"春天冻人不冻水"的谚语。原因何在?

应采取的主要措施是:防寒保暖。因为气温变化是脑中风的一个危险因素,寒冷时脑血管患者发病率高。由于春寒、温度低,体内肾上腺素等分泌增加,血管收缩、血压上升,从而导致脑血管意外。对于中老年人来说,室温最好保持在15℃以上,睡眠时盖得稍厚一点,以不出汗为原则;衣服不要脱得太快。要多饮茶、多喝姜液、食用菌汤。多吃草菇、香菇、平菇、蘑菇等汤菜。茶叶中的茶色素可以对抗纤维蛋白原、防止血小板的黏附和聚集。在黑木耳中含有一些妨碍血液凝固的物质,可以有效地降低血液黏稠度,防止血液迅速凝固。香菇等含有香菇嘌呤碱,可降低或抑制胆固醇的吸收。

值得一提的是,一些年轻姑娘由于爱美,往往在早春三月就穿起了五颜六色的裙装,这样很不好,因为气温太低时,肢体暴露部位感觉寒冷甚至起鸡皮疙瘩。一般来说,妇女膝关节对冷空气的袭击较为敏感,易发生局部麻木、酸痛等症,久之会引起风湿性关节炎。据报道,突尼斯的妇女喜欢一年四季穿裙子,即使寒风刺骨的冬季也是如此,因而患风湿性关节炎的妇女也特别多,约占妇女总人数70%。

以上均说明,春季防病不能忽略了春寒,"春冷透骨寒"和"春寒冻死牛"的民间俗语,非常值得人们警惕。

(3)春季感冒的防治:感冒,一年四季皆可发病,但多发季节当属春天。原因是温暖的春天是细菌、病毒生长繁殖的季节。此外,随着四时气候的变化及感受邪气的不同,其发病特点及临床表现亦各不相同,当然治疗也就不一样了。

风为春季的主气,风为阳邪,其性开泄,因此,春天的风邪袭人,即是风邪与温热邪气结合便成为风温或风热邪气,感冒一般属于风热感冒。

风热感冒的特点为:起病急、传变快、恶寒轻、发热重、头痛、咳嗽痰黄、咽喉肿痛、口渴、尿黄、舌尖红、脉浮数,在治疗上应以辛凉解表、清热解毒为基本法则。症状较轻者,可服用羚翘解毒丸、板蓝根冲剂、感冒清热冲剂等中成药。倘若高热不退,病情较重者,就应服用汤药,药有:连翘、生石膏、生甘草、蝉蜕、芦根、金银花、桔梗、杏仁等。

春季感冒的预防办法是:其一是在饮水中浸泡贯众(取未经加工的贯众一大块,约500 g重,洗净,放置于水缸或水桶之中,每周换药1次);其二是在住宅内放置一些薄荷油,任其慢慢挥发,以净化空气;其三是每天坚持做保健按摩,可选足三里、风池、迎香等穴位为主。实践证明,前两种方去有一定的灭菌作用,而穴位按摩则能增强人体的免疫能力。对于年老体弱的人,还应尽量避免到人多、空气混浊的公共场所活动。同时,也要注意居室内空气清新。此外,要避免受凉,衣服增减要适度;少食肥甘厚味、大鱼大肉,这些食物不易消化,助湿生热,湿热内蕴,易受外感。菜肴红烧萝卜有防止上呼吸道感染的作用。具体做法是:将750 g红皮萝卜洗净去根后,切成2.5 cm的菱角块,放入六成热的有少许油的锅中滑炒成淡黄色时,加入料酒15 g、白糖5 g、精盐10 g、酱油15 g、味精3 g,煸炒熟时再加入75 g湿淀粉翻炒,随之再下入少许香菜叶即成。平时还要注意起居卫生,生活要有规律,避免过度疲劳。饭后、酒后、出汗后要避风寒。

(4) 体内积热的清除:在漫长的冬季,为了躲避严寒的侵袭,人们往往喜欢穿起厚厚的棉衣或皮裘,拥坐在旺旺的炉火旁边。喜欢吃热气腾腾的饭菜,喝烫口的热粥、热汤。一些上了年纪的人还经常喝点酒。这些,在冬季看来是必要的,却使体内积蓄了较多的郁热或痰热。到了春季,郁热被风气所鼓动,就会向外发散,人们就会出现相应的疾病。轻则导致头昏、烦闷、胸满、咳嗽、痰多、四肢重滞,重则形成温病,甚至侵害内脏。因此,春季要特别注意及时清除体内的积热。

清除积热的方法很多,在症状轻微时一般不需要服药,可以通过春游、到空气清新的园林山野之中,尽情地呼吸清新的空气,排出胸中的郁热之气。也可以适当选用一些稍稍偏凉,又具有解除内热作用的食疗方,例如竹叶粥,用竹叶50片洗净,石膏三两,砂糖一两,粳米半斤做原料,先将三大碗冷水文火煎石膏、竹叶,煎至两碗水时,取下,稍凉后滤去滓渣,放置片刻,再用上部澄清液煮粥。粥热后加入少量砂糖即可服用。此外,菊槐绿茶饮也应常喝。若是症状较严重者,则应该在医生的指导下服用一些理气化痰、清热利膈的中成药。

(5) 要警惕痼疾复发:俗话说"百草回芽,百病发作",意指春天若患有宿疾者,要当心旧病复发。尤其在春分前后,慢性病患者最易复发,如偏头痛、胃疼、慢性咽炎、过敏性哮喘、高血压、冠心病、心肌梗死、精神病等最为常见。例如,北京地区医务工作者与气象工作者合作,对1976～

1979 年因急性心肌梗死而住院的 4 806 名患者进行调查,发现急性心肌梗死的发病高峰期分别在 11～次年 1 月,以及 3～4 月。

对于上述各种疾病在发病前要做好自我调护,即要从精神、起居、饮食、运动各方面保健锻炼,做好预防工作,比如不要过分劳累,注意保存体力,要有充足的睡眠时间,尤其不可劳汗当风,谨防外邪侵袭机体等。

肾脏病中医辨证治疗

辨证论治,整体调理

中医治疗肾病的根本是根据患者的临床表现,得出一个"证",据证用药。所谓辨证论治,证相同,其基本治法相同,体现其"共性",同时由于每个患者体质因素、精神状态以及年龄、性别、甚至饮食习惯等的不同,处方用药都有变化,具有一定的灵活性,体现具体患者用药的"差异性"。许多肾脏疾病采用中医辨证论治能取得较好的临床疗效。多数肾脏病病程较长,病情复杂,容易复发甚至加重恶化,患者情绪易波动,心情抑郁,悲观烦躁,中医很注重患者的心理疏导,帮助患者认识和适应疾病,树立战胜疾病的信心,以及打持久战的耐性,并取得患者单位、家庭的配合,同时指导患者活动、锻炼,增强体质,注意未病先防,既病防变。

专方专药,证病合参

中医治疗肾病的基本特点是辨证论治,同时也兼顾到辨病。证和病从不同角度,用不同的医学语言描述患者机体的异常状态,证反映人体某阶段的主要矛盾,具有动态性,病能概括全过程的病理生理特征,反映基本矛盾,两者结合,既能解决基本矛盾,又能重点突出主要矛盾和矛盾的主要方面。对于某一疾病某一证候,长期用药观察,得到较为肯定的疗效,固定处方,经过现代药理、药效、毒理等研究,科学开发出新的制剂、新的药物。

中医治疗肾脏病证治分型

1. 扶助正气,健脾补肾　肾脏疾病初期,患者临床症状不明显,仅表现为疲乏、腰酸等症状,尚未累及其他脏腑。此时正气存内,阴液未亏。治疗上以扶助正气、健脾益气、补肾纳气为治疗大法。中医益气扶正,以祛外邪,以四君做底方,随证加减,方中去甘草防止甘草滋腻之性,羁留水湿,以党参代人参,加黄芪、白术,佐以丹参、茯苓。党参性味甘平,具有益气生津养血之功效,补气而不峻烈,黄芪补气升阳、利水消肿,白术燥湿健脾,三药共奏健脾益气之功。现代研究表明黄芪可利水消肿,对于肾脏纤维化具有明显缓解作用。

2. 健脾温阳,补肾助阳　肾脏疾病后期,患者出现不同程度脾肾阳虚,同时部分患者兼有肾阴阳两虚症状,表现为体虚疲乏,畏寒肢冷,腰酸胀冷痛,如坐水中,舌淡苔白腻,脉沉细,中医认为主要是由于患者病程缠绵,久病必虚,导致肾之元阳亏损,水湿无以温煦,上泛与脾胃,导致脾阳受累虚损。在治疗上,首要考虑扶土制水,以健脾温阳、补肾助阳为治疗大法,遣方用药,以黄芪、党参、白术、沙苑子等补气温肾健脾药为主,配伍沙参、生地黄等养阴之品。此阶段患者素体阳气亏虚,需要大补元气,可通过益气健脾,以后天补先天,扶助肾之摄纳功能,使微量蛋白减少,延缓肾小管损伤和肾间质纤维化。同时,结合《黄帝内经》"孤阴不生,独阳不长"之理论,在运用大量温阳补气药时,一定配伍滋阴之药,不至于补气温阳药物药性温燥伤及真阴,同时也使阳气得阴以化,阴阳相生,以平为期。现在,越来越多的医家开始注意到慢性肾病中期运用健脾温阳药对于延缓进入终末期肾病具有明显作用,可明显改善患者生活质量。

3. 活血化瘀,祛瘀生新　在运用大量健脾益气养阴药的同时,往往应针对患者具体病情,辨证论治,遣方用药,往往或是配伍一些淡渗利湿之品,或是加入些许活血化瘀要药。若患者久病水湿无以化,则考虑使用淡渗利湿之品以化湿健脾,以助药性,如白茯苓。值得一提的是,瘀血是近年来慢性肾脏病中医治疗方面一个全新的认识,受到越来越多的关注,一般认为瘀血既是病理产物,在病程后期也是致病因素,已经严重影响患者疾病的进程转归。上海中医药大学附属曙光医院何立群对慢性肾衰患者做了大样本临床观察,发现血瘀证在慢性肾病中所占比例约为67.5%,在病程的各个阶段均能见到,提示血瘀贯穿慢性肾脏病发生发展始终。可见瘀血伴随慢性肾病整个疾病过程,对于疾病的发展转归具有明显作用。在健脾温阳益气的前提下,加入丹参、红花、桃仁等活血化瘀之品,意在活血祛瘀,同时也有祛瘀生新之说。中医认为气为血之帅,血为气之母,精血同源。配伍活血祛瘀药物可以使温阳补气药更好地发挥药效,同时使有形之血化生肾之阴精。

慢性肾功能不全中医结肠透析

慢性肾功能不全是多种肾脏病发展到最后的共同结局,病情重,预后差,尽管晚期尿毒症能透析或肾移植,但由于经济代价高昂,而使多数尿毒症患者难以得到及时、有效和长期的治疗,及早中医综合治疗,能有效地延缓肾功能衰退的进程,部分病例能稳定数年甚至十几年。

结肠透析

上海中医药大学附属曙光医院肾病科,认真研习分析古方,结合临床实际,在中药保留灌肠和结肠透析方面走出了自己的特色道路,形成了独特灌肠方药。同时为了更好地服务患者,曙光医院肾病科引进了先进结肠透析仪。并辨证使用灌肠方:主要以生大黄、煅牡蛎、丹参为主药,根据患者舌脉、具体情况,辨证施治,随症加减。

患者若有疲劳、乏力、潮热、盗汗等气阴两亏症状,配伍党参、黄芪、山药、熟地黄等滋养之品;若有舌苔暗淡,脉象迟涩,瘀血之征象,配伍红花、川芎、红景天等;饮食欠佳,舌苔胖大,脾虚之征象,配伍黄连、山药、虎杖等;若有肢体浮肿当配伍六月雪、泽兰、紫苏、蒲公英等药物。上述中药,加水 500 ml,浓煎 30 分钟,取汁(煎煮浓汁)100 ml,高位保留灌肠。该方中生大黄荡涤肠府,通下解毒,带走身体毒素;煅牡蛎具有吸附体内毒素的作用;丹参具有活血化瘀且补益的作用,俗语云"一味丹参饮,功同四物汤"。该方具祛邪不伤正,补益不留邪之功效。若气阴两亏患者当以党参、黄芪益气健脾,山药、熟地黄益气养阴。血瘀者配伍红花、川芎、红景天等活血化瘀之品。脾虚食欲减退患者,配伍黄连以燥湿,山药以健脾养阴,虎杖以补肾健脾。若有肢体浮肿者,乃患者水液潴留,配伍泽兰利水湿,六月雪清热利湿,紫苏行气利水。

当然在使用灌肠和中药结肠透析时还应该注意配制灌肠液时应避免使用对肠黏膜有腐蚀作用的药物,同时插入肛管时手法应轻柔,以免擦伤黏膜。如有痔疮者,更应审慎。最后灌肠液应根据病情保留一段时间,如某些患者不能保留,可采取头低足高仰卧位,灌肠液亦宜减少剂量。灌肠的时间一般以晚上临睡前为宜。

中医食疗在治疗肾病中的应用

慢性肾脏病的食疗种类

肾病患者虽然在饮食方面有许多禁忌,但有些食物,对慢性肾脏病有一定的辅助治疗作用,可辨证食用。具体如下。

【豆类】

◎ 绿豆。性寒,能清热利水。易患尿路感染者适宜用绿豆熬汤喝,对发热、尿闭、尿痛者也有利尿解热的功效。

◎ 黑大豆。俗称黑豆、乌豆。能活血、利水、祛风、解毒,善治水肿浮肿之病。《本草纲目》云:"治肾病,利水下气,制诸风热。"

◎ 蚕豆。性平,味甘,健脾利湿,凡患肾炎水肿之人宜食。《湖南药物志》称蚕豆能"利尿",并有"治水肿:蚕豆 100 g,冬瓜皮 100 g,水煎服"的记载。《民间常用草药汇编》亦云:"治水肿:蚕豆 50～400 g,炖黄牛肉服,不可与菠菜同用。"

◎ 豇豆。能补脾胃,又可补肾。《医林纂要》称它能"渗水,利小便,升清降浊",适宜肾炎患者食用。

◎ 四季豆。能清热、利尿、消肿。肾炎浮肿尿少者宜食。《陆川本草》记载:"治水肿:白饭豆四两,蒜米五钱,白糖一两,水煎服。"

【蔬菜类】

◎ 冬瓜。有活络保肾的功能。在夏天,流汗过多时,会将人体内的养分一起排出来,所以体力消耗比较多,容易使人疲倦。可是,如果体内的水分经过肾脏,再由尿排出来,就不会将体内所需的养分排出体外。这也是为什么夏天一定要多吃冬瓜的理由。冬瓜具有利尿和活络肾脏的功能,绞汁煮成汤喝最好,可加贝类或肉类、竹笋、木耳、瘦肉、牛舌、鸡腿。怕冷又低血压者,喝冬瓜汤 1 次不要超过 1 L,但可在一天内分数次喝完。

◎ 莴苣。含丰富的糖类、胡萝卜素和维生素 B 族、维生素 C、维生素 E 及钙、磷、铁、钾、碘等矿物质,多吃莴苣能提高血管张力,促进利尿。莴苣所含的钾盐,又有利于水和电解质的平衡,有利于排尿,故肾炎患者宜食。

◎ 山药。性平,味甘,为蔬菜之上品,有良好的补益脾肾的作用。凡患慢性肾炎之人宜常食之。肾炎日久,多表现为脾肾气虚。山药补脾益肾,故宜常吃多食,颇有裨益。

◎ 青芦笋。性凉,味甘,有补虚的功效。据有关专家研究,芦笋对治疗肾结石有效,所以,近代有学者指出,患有泌尿系结石的人宜食芦笋。

◎ 荠菜。能健脾利水,补充植物蛋白质。荠菜含有较多蛋白质、糖类和维生素,且有一定的止血作用,故适宜慢性肾炎、血尿和蛋白尿较多者,煎水代茶饮。

◎ 白木耳。又称银耳,性平,味甘淡,被称为药用蔬菜,是一味清补营养品,能滋肾、润肺、养胃。据研究,白木耳中所含有的银耳多糖能改善肾功能。所以,对慢性肾炎、体质虚弱者来说,白木耳起到扶正强壮的作用,经常食用,尤为适宜。

◎ 黄瓜。能利小便,消水肿。《日用本草》说:"黄瓜解烦渴,利水道。"《千金髓方》记载:"治水病肚胀至四肢肿:黄瓜一个,破作两片不出子,以醋煮一半,水煮一半,俱烂,空心顿服,须臾下水。"

◎ 芹菜。性凉,能平肝利湿,可消除人体浮肿,因为吃了芹菜能够利尿,促使人体组织内过量水分的排泄,得到消除浮肿的效果。所以,水肿患者宜吃。

蛋白尿的概念及饮食调养原则

一般讲,蛋白尿有生理性和病理性之分,前者为一些发生于体内无器质性病变的蛋白尿,又称功能性蛋白尿。常见的有发热、剧烈运动、直立过久等原因引起,均为暂时性,原因除去后蛋白尿即消失;后者多由各种原发性和继发性肾脏疾病引起,以蛋白尿持续存在为特点,一般有肾前性、肾性、肾后性疾病之分。蛋白尿,多属中医的"水肿""虚劳""腰痛"等范畴,可行辨证施治,其饮食调养原则如下。

(1) 应根据引起蛋白尿的肾病种类及病情的不同,采用不同标准的蛋白质饮食。慢性肾炎者,一般可按正常需要量供给,成人每天为 0.8～1.0 g/kg。应选择生理价值高的蛋白质,如蛋类、乳类、鱼类、瘦肉类等。对于无肾功能损害的肾病综合征患者,可供给高蛋白质饮食,蛋白质成人每天为 1.5～2.0 g/kg,并供给优质蛋白质,血浆尿素氮增高者,一般以服用低蛋白质饮食为宜。

(2) 肾病综合征等,尿中除丢失大量蛋白质外,还同时丢失与蛋白质结合的钙、镁、锌等矿物质,宜多吃新鲜蔬菜和水果等,补充含钙丰富的食物,如牛奶及其制品、虾皮、芝麻酱、海带、鱼类及绿色蔬菜等。含镁丰富的食物,如小米、小麦、大麦、肉类和动物内脏等。含锌丰富的食物,如小米、小麦、玉米粉、大白菜、萝卜、胡萝卜、茄子、扁豆、南瓜等。

(3) 植物蛋白质中,因含有大量嘌呤碱,能加重肾脏中间代谢的负担,故应少用。其中大豆类及豆制品,虽蛋白质含量高,因上述原因,蛋白尿者也应忌用。

常见肾脏病的中医药治疗

慢性肾脏病必须早期防治

中医强调"治未病"，各年龄段的人都应重视肾脏病的预防。从小养成良好健康的生活方式，如低盐、清淡饮食，多饮水、不憋尿，劳逸结合，适量运动，避免感染等。有4种因素易导致肾脏疾病，应该引起人们的高度警惕，并采用一定的措施来预防和治疗。

1. 疲劳　长期疲劳，精神负担大，生活无规律，睡眠不足等。中青年人往往忙于事业或赚钱，长期超负荷工作，长此以往引起抵抗力下降，从而导致肾脏损害。

应对措施：工作学习要进取，但要注意劳逸结合，保证充足的睡眠，戒烟限酒，心理平衡。

2. 感染后延误治疗　如反复感冒、扁桃体炎、慢性咽炎等上呼吸道感染，皮肤、肠道、尿路感染等，如不及时治愈，就会加重肾脏损害，有可能引起肾病急性发作。对慢性肾病患者来说，每次感染都可能加重病情，促使慢性肾炎向慢性肾衰转化。

应对措施：身体不适应及时就医，规范用药，避免使用肾毒性药物，不随意用药，包括各种保健品、中药滋补品等。

3. 饮食不当　含高脂肪、高蛋白质的荤菜中含有大量氮化合物，需要肾脏排泄，增加了肾脏负担。不合理饮食还会造成高血压、糖尿病、高脂血症，血液黏稠度增加，直接导致微循环障碍，这些都是肾脏健康的大敌。

应对措施:合理膳食,荤素搭配,注意每天摄入新鲜的蔬菜和水果。

4. 身体不适,拖延求医　不少中青年人已经出现了一些肾病症状,如腰酸、乏力、血尿、尿中有泡沫、浮肿等情况,也毫不在意,或者在确诊后不规范治疗,不能坚持用药,结果延误了治疗的最佳时机。慢性肾病如不早期防治,病情将逐渐进展,直至发展到尿毒症。不仅损害患者的健康及劳动能力,给患者带来极大痛苦,甚至将危及患者生命;同时,也将极大增加患者家庭及社会的经济负担。

应对措施:早期诊断,积极治疗。

实际上,早期防治率低已经带来严重后果。有20%～30%的肾脏病患者由于对肾脏病防治知识缺乏,等到首次到医院就诊时往往发现肾功能已经发展至不可逆转的阶段。只有做到早期防治,才能大幅度降低慢性肾病的患病率;对已有慢性肾病的患者来说,才可能显著延缓肾功能的恶化速度,推迟进入透析的时间,改善患者的生活质量,减小透析治疗人群的规模,并为家庭、社会节约大量的医疗资源和费用。因此,慢性肾病必须进行早期防治。

慢性肾脏病蛋白尿早期防治对延缓肾病进展意义重大

1. 健康人群　对没有肾病的人群(健康人群),要做好预防,具体预防措施有以下几点。

(1) 减少盐的摄入,饮食宜清淡。

(2) 平衡膳食。常人吃下大量的动植物性蛋白质,最后的代谢产物——尿酸及尿素氮等都需由肾脏负担排除,故暴饮、暴食将增加肾脏负担。

(3) 适当多饮水、不憋尿。尿在膀胱里太久很容易繁殖细菌,细菌很可能经由输尿管感染到肾脏,每天充分喝水随时排尿,肾脏亦不易结石。

(4) 有计划坚持每天体力活动和体育锻炼,控制体重,避免感冒。

(5) 当喉部、扁桃体等有炎症时,需立即在医生指导下采用中药或西药彻底治疗,否则链球菌感染易诱发肾脏疾病。

（6）戒烟;饮酒要适量,避免酗酒。

（7）每年定期检查尿常规和肾功能,也可同时做肾脏B超检查。了解疾病的家族史。从而对肾脏疾病早期发现,早期治疗。

2. **高危人群** 对高危人群,即患有可能引起肾损害疾患(如糖尿病、高血压病等)的人群进行及时有效的治疗,防止慢性肾病发生(即一级预防)。除上述措施外,还要注意以下几点。

（1）应积极控制危险因素(高血压、糖尿病、高尿酸、肥胖、高血脂等),在专科医师指导下坚持药物治疗。

（2）合理饮食,坚持相对应的低盐、低糖、低嘌呤、低脂等饮食。

（3）密切观察自身的血压、血糖、血脂、血尿酸等指标,严格控制在正常范围以内。

（4）至少每半年1次监测尿常规、尿微量白蛋白及肾功能,以便发现早期肾损害。

在早期诊断和治疗的基础上及时中医辨证治疗

中医认为慢性肾病患者的病机多属正虚邪实,正虚是在脏腑功能虚损基础上的阴阳失衡,邪实则是在虚损基础上的湿热、瘀血、热毒互结。治疗目标不是追求"痊愈",而是"以平为期",即通过调理脏腑阴阳气血,祛除瘀血热毒,清热化湿,改善临床症状,降低蛋白尿、改善肾功能,提高患者生活质量,延长患者进入透析期的时间,提高患者的生存率。

1. **调理脾胃,增强饮食** 通过增强患者对营养的摄取能力,恢复体力。常用的方剂以草果知母汤、参苓白术散为代表。常用的药物如草果仁、知母、茯苓、半夏、黄芩、人参、白术、山药、扁豆、陈皮、薏苡仁、砂仁、莲子、桔梗等。或选参苓白术散、补脾益肠丸等成药制剂。注重调理气血水,消除水肿。通过改善机体对水液代谢的自调能力,减少长期使用利尿剂的副作用,减轻顽固性水肿对患者生活质量的影响。常用的方剂以桂枝茯苓汤、济生肾气丸为代表。常用的药物如桂枝、茯苓、当归、桃仁、白芍药、丹皮、丹参、猪苓、泽泻、车前子、山药、山茱萸、路路通、水蛭等。或选桂枝茯苓胶囊、济生肾气丸等成药制剂。

2. 扶助正气，避免感染　通过增强机体的免疫能力，避免感染刺激病情加重。常用的方剂以八珍汤、玉屏风散为代表。常用的药物如黄芪、人参、白术、茯苓、甘草、熟地黄、阿胶、白芍药、当归、川芎、菟丝子、肉苁蓉、赤石脂、牛膝、杜仲、紫河车、冬虫夏草等。或选用人工虫草、玉屏风颗粒等成药制剂。温补脾肾的冬虫夏草及其人工虫草制剂可谓是免疫性肾脏病患者维持治疗期的"常用药"。如有各种感染情况，根据中医"急者治其标"的原则，可先用清热解毒的药物。常用的清热解毒方剂以五味消毒饮、当归六黄汤为代表，常用的药物如金银花、野菊花、紫花地丁、大黄、生地黄、当归、栀子、黄芩、黄连、黄柏、穿心莲、苦参、蒲公英、白花蛇舌草、半枝莲、半边莲等。如伴有血尿可加用滋阴凉血方剂如犀角地黄汤为代表，常用的药物如水牛角粉、牛黄、生地黄、玄参、丹皮、赤芍药、白芍药、紫草、天花粉、知母、琥珀等。

3. 固摄脾肾，减少尿蛋白　通过健脾益气、补肾固涩，使尿蛋白减少，延缓因尿蛋白流失导致病情进展。常用的方剂以补中益气丸、金锁固金丸、水陆二仙丹为代表。常用的药物如人参、白术、黄芪、甘草、当归、升麻、柴胡、茯苓、陈皮、生地黄、熟地黄、沙苑子、莲须、龙骨、牡蛎、莲子、菟丝子、金樱子、芡实等。或选用补中益气丸、金锁固金丸等成药制剂。

4. 滋补肝肾，温补脾肾，减少尿蛋白　如地黄丸类制剂，包括六味地黄丸、知柏地黄丸、杞菊地黄丸、麦味地黄丸、金匮肾气丸、济生肾气丸等。常用药物如生地黄、山药、山茱萸、茯苓、泽泻、丹皮、沙参、麦冬、白芍药、枸杞子、首乌、杭菊花、知母、五味子等。温补脾肾、扶阳益气方剂以实脾饮为代表，常用药物如熟地黄、茯苓、白术、甘草、党参、黄芪、附子、桂枝、干姜、菟丝子、肉苁蓉等。

慢性肾炎蛋白尿中医用药

1. 补气方药的使用选择　慢性肾炎发生的重要原因是水津输布失调，因此促使其气化功能的正常，是本病治疗关键。对气虚采用益气运脾、化水利湿的治法,以恢复脾运功能,调整水精输布。方用防己黄芪汤,黄芪剂量需常量的 3 倍以上,用药时间宜长,确能起到消退水肿,减少蛋白尿的作用。另外还应用黄芪注射液及黄芪炖鸭等食疗方法,大多数患者体质增强,外感减少,体内蛋白质增加,有助于脾气运化功能之恢复。但水湿偏重,中焦脾胃运化失职的患者暂缓应用;有舌红、尿血、苔黄腻等热象表现的患者应慎用。参苓白术散适用于阴虚或湿阻脾胃的患者。大多使用党参,如见舌红、舌燥夹热明显者,可选用太子参,均重用剂量至 30 g。

2. 善用风药,知常达变　治疗慢性肾炎蛋白尿,可从风论治,奏效甚捷。肾炎蛋白尿多起于外感风邪之后,初期宜祛风解表,驱邪外出;风性善行数变,肾炎蛋白尿患者不但常易感受风邪,且每因外感风邪而致病情反复或加重。又肾炎蛋白尿患者初期多以面目浮肿为特征,即使后期出现全身浮肿,也往往是从面目渐及四肢以致胸腹。《素问·平人气象论》云:"面目浮肿,也因风性升散,高颠巅之上惟风可到使然。"重视风邪的致病作用,风邪可外袭肌表,客于肾经。常用药物有羌活、防风、豨莶草、菝葜、淫羊藿、扦扦活、鹿衔草、徐长卿等。

3. 重视清化中焦及肝胆湿热　西医学认为,乙型肝炎病毒可作为免疫复合物肾炎的抗原,借助于此观点,对少数伴有谷丙转氨酶增高或乙型肝炎表面抗原阳性患者,有纳呆、身重、病情缠绵不愈,苔黄腻等肝胆湿热表现者,多使用清化中焦湿热之品,如茵陈、蒲公英、黄连、黄芩、黄柏、山栀子等,使这部分患者的症状有明显改善,尿蛋白也减少或消失。

中西医结合治疗慢性肾病

客观地讲,中医西医治疗肾病各有特色。中西医结合治疗并不是割裂的,所有的治疗都是为了患者服务,一切从有利于患者的角度出发,"提高临床疗效是第一位的",这是我们坚定不移的原则。

按照我们的经验,对一个新发现的肾脏病患者,首先要明确诊断,同时判断哪种治疗方法对患者更有利、更有效。如果西医有效,则选择西医治疗,在西医疗效欠佳的情况下则选择中西医结合治疗,或单纯的中医药治疗。

大家都知道,激素是治疗慢性肾病的首选药物。激素应用得法,近期疗效较好,但长期应用难免出现各种副作用,而且激素依赖性很强,一旦减量或撤除,复发反跳现象明显,或导致药源性后遗症。临床上我们发现,并不是所有的肾病患者都对激素治疗有效,如 IgA 肾病、肾病综合征膜性病变等;还有的患者刚开始对激素敏感,可能过一段时间就无效了等。这时可用中药替代激素治疗或在激素治疗的同时加用中药,既可克服激素治疗之弊端还可增强临床疗效。

针对早中期慢性肾衰的治疗(慢性肾脏病 2~3 期,肾小球滤过率30~60 ml/分钟,相当于肌酐 100~200 μmol/L)时,西医一般用 ACEI 及 ARB 等降压药物治疗,如果肌酐还是控制不好,此时加用中医辨证治疗可取得一定效果。中医认为,慢性肾衰早中期多有脾肾亏虚、瘀血、湿热现象,瘀血湿热是脏腑功能失调的病理产物,可应用一些益气健脾补肾、活血化瘀、清热解毒的药物,如上海市曙光医院肾病科经验方"肾衰冲剂""抗纤灵冲剂",再加中药灌肠、药物静脉滴注等,可明显提高临床疗效。

"正虚标实""虚实夹杂",是中医学对慢性肾病病机的认识。慢性肾病的中医辨证可分为:正虚,有脾肾气虚、肺肾气虚、脾肾阳虚、肝肾阴虚、气阴两虚;标实,有水湿、湿热、血瘀、湿浊、热毒、风湿等。我们在长期的临床实践中发现,慢性肾病患者正虚以脾肾气虚、脾肾阳虚为主,尤以肾虚更为突出。因病情迁延缠绵,日久势必耗伤肾气,肾气亏损,精关失固,蛋白质等精微之物不摄而长期漏走尿中,使脾肾之气虚损日甚,导致病情加剧,故脾肾气虚、脾肾阳虚是慢性肾病演变与转归的必然结果。

治疗原则应遵循扶正祛邪、标本兼治的法则,或以扶正为主,或以祛邪为主。治疗过程中注意扶正不恋邪,祛邪不伤正。正确处理好扶正与祛邪的关系,掌握好扶正与祛邪的时机和偏重是治疗疾病的关键。比如,根据多年的临床观察我们发现,外邪之中风邪既是慢性肾病(肾病综合征)的致病因素之一,又是导致该病发展和蛋白尿加剧的因素。为此,我们研制了具有祛风除湿作用的"四蚕汤",并在此基础上随症加减,可以显著减低蛋白尿,取得明显的临床疗效。

"四蚕汤"由蚕茧壳 9 g、僵蚕 12 g,蚕沙(包煎)15 g,蝉蜕 6 g 组成。偏脾肾气虚,加党参、生黄芪、淮山药、云茯苓;偏脾肾阳虚,加肉苁蓉、淫羊藿、葫芦巴、补骨脂等。方中蝉蜕、僵蚕祛风利咽,蚕沙祛风胜湿,黄芪、党参甘温益气,葫芦巴、补骨脂、肉苁蓉温补肾阳,云茯苓、蚕茧壳利水消肿,全方共奏祛风胜湿、补气温阳、利水消肿之功。适用于外感风邪兼有脾肾气阳两虚者,对原发性慢性肾病肾穿各种病理类型中有些对激素敏感者疗效显著,有些对激素不敏感者也有较好的疗效,对撤除激素后蛋白尿反跳的患者也有一定效果。

慢性肾功能衰竭的中医治疗

慢性肾功能衰竭(chronic renal failure, CRF)是指各种肾脏病导致肾功能渐进性不可逆性减退,直至功能丧失所出现的一系列临床症状和水、电解质、酸碱平衡失调、内分泌功能紊乱等一组综合征,简称慢性肾衰。2002 年以来引入美国肾脏基金会(NKF)慢性肾脏病概念,根据美国 MDRD 公式计算肾小球滤过率把慢性肾脏病分为 5 期,其中包括慢性肾功能衰竭含义。尽管慢性肾脏病(chronic kidney diseases, CKD)发生的病因不同,但当疾病发展到最后阶段却是共同的,即肾小球硬化、肾小管萎缩、肾间质纤维化,直至肾功能衰竭而进入终末期肾病(end stage renal disease, ESRD)。慢性肾功能衰竭对人类危害极大,在 21 世纪已成为世界范围内继心脑血管疾病、肿瘤和糖尿病后严重威胁人类健康的一大公害。

CKD 已经成为全球性公共健康问题,2009 年报道美国人群 CKD 患病率 11.6%。2009 年 USRDS 资料显示,美国政府医疗保险系统中登记的 CKD 患者从 1993 年的 3.1%增长到 2007 年的 9.8%,用于 CKD 患者的费用从 1993 年的 10.8%增长到 2007 年的 28%,达到了 575 亿美元。北京市 2007 年的流行病学调查显示 CKD 患病率为 11.3%,知晓率仅为

7.2%。2009 年报道上海的 CKD 患病率 11.8%，知晓率仅为 8.2%。CKD 呈现高发病率，低知晓率的特点。ESRD 是各种 CKD 进展的最终结局，其发病率逐年增长，且治疗费用昂贵。在中国，肾脏替代治疗的患者数以每年 11% 以上的速度在增长，到 2005 年达到 59 000 例，耗资约 60 亿人民币/年，平均每人花费 8 万～10 万/年。CKD 的治疗消耗了巨大的卫生资源，并且 ESRD 的患者社会回归率低，给社会和家庭造成沉重的负担。基于我国人口众多，CKD 患者数量巨大，而知晓率又非常低，所以给 CKD 的治疗带来了巨大挑战。

1. 中医对慢性肾功能衰竭病因和病机的认识　慢性肾功能衰竭由于是多种肾脏疾患转化而来，因其原发病的不同，病因病机也有差异，但肾元虚衰、湿浊内蕴是其根本病机。感受外邪、饮食不当、劳倦过度、药毒伤肾常常是其诱发及加重因素。

古代中医文献中根据其临床以少尿或无尿、食欲不振、恶心呕吐、乏力、头昏或头痛、面色少华等为主要症状，多数患者可有水肿，甚至全身浮肿，常将其归属于"癃闭""关格""肾风""溺毒"等范畴。《黄帝内经》最早将肾衰称为"癃"或"闭癃"，并指出其病机以膀胱不利的实证多见。《素问·六节藏象论》说："人迎与寸口俱盛四倍已上为关格，关格之脉嬴，不能极于天地之精气，则死矣。"《伤寒论·平脉法》对其脉象及临床表现进行了补充"寸口脉浮而大，浮为虚，大为实，在尺为关，在寸为格。关则小便不通，格则吐逆"。《素问·奇病论》所述"肾风"与肾衰及出现的神经系统表现有相似之处，"有病庞然如有水状，切其脉大紧，身无痛者，形不瘦，不能食，食少……病生在肾，名为肾风。肾风而不能食，善惊，惊已，心气痿者死"。《重订广温热论》提出了"溺毒上脑"的一系列临床表现"溺毒入血，血毒上脑之候，头痛而晕，视物朦胧，耳鸣耳聋，恶心呕吐，呼吸带有溺臭，间或猝发癫痫状，甚或神昏痉厥，不省人事，循衣撮空，舌苔起腐，间有黑点"。因此，我们认为慢性肾病的发生与下列因素有关。

(1) 久患肾病：久患肾病不愈，肾元亏虚，脾运失健，气化功能不足，开阖升降失司，则当升不升，当降不降，当藏不藏，当泄不泄，形成本虚标实之证。水液内停,泛溢肌肤而为肿,行于胸腹之间,而成胸水、腹水。肾失固摄,精微下泄,而成蛋白尿、血尿;湿蕴成浊,升降失司,浊阴不降,则见少尿、恶心、呕吐。其病之本为脾肾虚衰,水湿、湿浊是其主要病理因素。但久病入络,可从虚致瘀,而见水瘀互结,或络脉瘀阻。

(2)感受外邪:感受外邪,特别是风寒、风热之邪是该病的主要诱发及加重因素。感受外邪,肺卫失和,肺失通调,水道不利,水湿、湿浊蕴结,更易伤败脾肾之气,使正愈虚,邪愈实。

(3)饮食不当:饮食不节,膏粱厚味,脾胃更损,运化失健,聚湿成浊,水湿壅盛,或可湿蕴化热而成湿热。

(4)劳倦过度:烦劳过度可损伤心脾,而生育不节,房劳过度,可致肾精亏虚,肾气内伐。脾肾虚衰,则不能化气行水,升清降浊,水液内停,湿浊中阻,而成肾劳、关格之证。而肾精亏虚,肝木失养,阳亢风动,遂致肝风内扰。

总之,本病病位主要是在肾,涉及脾(胃)、肺、肝、心等脏腑,其基本病机是本虚标实,本虚以肾元亏虚为主;标实为水气、湿浊、湿热、溺毒、血瘀、肝风之证。

2. 慢性肾衰的中医药防治

(1)辨证治疗

▲ 脾肾气虚证

治法:补气健脾益肾。

代表方:六君子汤加减。

常用药:党参、生黄芪、生白术、茯苓、陈皮、生薏苡仁、续断、菟丝子、六月雪。

▲ 脾肾阳虚证

治法:温补脾肾。

代表方:济生肾气丸加减。

常用药:熟附子、肉桂、干地黄、山茱萸、山药、泽泻、丹皮、茯苓、车前子、怀牛膝。

▲ 脾肾气阴两虚证

治法：益气养阴,健脾补肾。

代表方：参芪地黄汤加减。

常用药：太子参、生黄芪、生地黄、山茱萸、山药、枸杞子、制首乌、茯苓、泽泻。

▲ 肝肾阴虚证

治法：滋肾平肝。

代表方：杞菊地黄汤加减。

常用药：熟地黄、山茱萸、山药、茯苓、泽泻、丹皮、枸杞子、菊花、潼蒺藜、怀牛膝。

▲ 阴阳两虚证

治法：温扶元阳,补益真阴。

代表方：全鹿丸加减。

常用药：鹿角片、巴戟天、菟丝子、肉苁蓉、人参、白术、茯苓、黄芪、炒熟地黄、当归、怀牛膝等。

▲ 湿浊证

治法：和中降逆,化湿泄浊。

代表方：小半夏加茯苓汤加味。

常用药：姜半夏、茯苓、生姜、陈皮、苏叶、姜竹茹、制大黄。

▲ 湿热证

治法：中焦湿热宜清化和中;下焦湿热宜清利湿热。

代表方：中焦湿热者,以藿香左金汤或黄连温胆汤加减;下焦湿热者,以知柏地黄丸或二妙丸加减。

常用药：中焦湿热者,藿香、吴茱萸、炒黄连、苏叶、苍术、半夏;下焦湿热者,黄柏、知母、苍术、生薏苡仁、泽泻、车前草、蒲公英。

▲ 水气证

治法：利水消肿。

代表方：五皮饮或五苓散加减。若气虚水气内停者用防己黄芪汤补气健脾利水;肾阳不足用济生肾气丸、真武汤加减;肝肾阴虚,气阴两虚证加淡渗利水不伤阴液之品。

常用药:连皮茯苓、白术、生薏苡仁、猪苓、泽泻、陈皮、车前子。

▲ 血瘀证

治法:活血化瘀。

代表方:桃红四物汤加减。

常用药:桃仁、红花、当归、川芎、赤芍、丹参、参三七粉等。通常在本虚证治疗的基础上选加活血化瘀之品。

▲ 风动证

治法:镇肝息风。

代表方:天麻钩藤饮加减。

常用药:天麻、钩藤、石决明、牡蛎、怀牛膝、杜仲、夏枯草。

(2)中成药治疗

◆ 尿毒清颗粒。由大黄、黄芪、甘草、茯苓、白术、制何首乌、川芎、菊花、丹参、姜半夏等组成。功效:通腑泄浊,健脾利湿,活血化瘀。适用于慢性肾功能衰竭。每次1包,每天3次,睡前加服2包。

◆ 百令胶囊或金水宝胶囊。功效:补益肺肾。适用于慢性肾功能衰竭肾元不足。每次4粒,每天3次。

◆ 川芎嗪注射液。功效:活血化瘀。适用于慢性肾功能衰竭血瘀证。

◆ 脉络宁注射液。由石斛、玄参、牛膝等药物提取制成的复方制剂。功效:清利化湿,活血和络。适用于慢性肾功能衰竭湿瘀内蕴证。

(3)单方验方治疗

◆ 大黄及其复方。大黄分生大黄、制大黄,生大黄通腑泻下作用强,一般生大黄用量3~9 g,制大黄用量5~12 g,用量根据患者的体质、耐受情况,以及大便次数进行调整。可入煎剂中共煎(生大黄后下),或研粉末装入胶囊中服用,或制成片剂、散剂。

◆ 地肤子汤。地肤子、大枣,加水煎服,分2次服完。具有清热利湿止痒作用,适用于慢性肾功能衰竭皮肤瘙痒者。

(4) 中药保留灌肠:以大黄为主的中药煎剂进行结肠透析已有大量报道。大黄不仅有通腑泄浊的解毒作用,还可通过神经、体液、免疫系统改善肾功能,促进肠蠕动,使肠道迅速恢复正常通畅性,因而症状得以改善。以膜平衡原理,进行药物灌肠,药液随大便排出体外而带出体内尿素氮等浊物,起到透析作用;抑制蛋白质分解,纠正酸中毒,能延缓肾功能进一步恶化,保护残余肾单位。

(5) 皮肤透析(中药药浴疗法):肾衰水肿、尿少用利尿剂无效,而又不能透析治疗者,以及部分透析患者皮肤瘙痒者,可用中医"开鬼门"的药浴方法。药用紫苏叶、荆芥、桂枝、生姜、柚子皮等透表发汗药,煮开加入浴缸温水(38~40℃),浸浴 30 分钟左右,或制成蒸汽熏蒸,达到出汗的目的,有明显的消肿作用,并能改善患者的症状。

3. 预防 对慢性肾衰患者应进行早期预防,并延缓慢性肾衰的病情进展。所谓早期预防又称一级预防(primary prevention),是相对已有的肾脏疾患或可能引起肾损害的疾患(如糖尿病、高血压等)进行及时有效的治疗,防止 CRF 的发生。所谓二级预防(secondary prevention)是指对已有轻、中度 CRF 的患者及时进行治疗,延缓 CRF 的进展,防止尿毒症的发生。特别是我国这样一个人口众多的发展中国家,透析与移植治疗目前尚不普及,更应加强 CRF 的早期预防和延缓病程进展,重视非透析治疗的发展、改进和推广。

(1) 一级预防:主要是及早发现肾脏病或可能累及肾脏的原发疾病,积极控制,防止发生慢性肾衰。

(2) 二级预防:对已出现慢性肾衰者,要积极控制诱发加重的可逆因素,治疗原发病,纠正高血压及水、电解质紊乱、酸碱平衡失调,以延缓肾衰进展。

(3) 三级预防:主要针对尿毒症晚期患者,需防治高钾血症、心衰等严重尿毒症并发症。

糖尿病肾病中医治疗

糖尿病肾病是糖尿病代谢异常引发的肾小球硬化症,也是其全身微血管病的组成部分。20 世纪 90 年代,全球糖尿病患者约为 1 亿人,到 2007 年上升至 2.46 亿,预计到 2050 年全球将有 3.80 亿糖尿病患者,其中约 30%～40% 的糖尿病患者发展为糖尿病肾病。随着我国生活水平的提高、人口老龄化,糖尿病肾病在终末期肾衰竭中成为继慢性肾小球疾病之后第 2 位病因,而在欧美国家则居第 1 位。

中医学没有专门对糖尿病肾病的病名,很多的认识均基于对糖尿病的认识。但根据糖尿病肾病的临床表现,我们可以将其归属于"消渴""膏淋""水肿""虚劳""肾消""关格""溺毒"。① 消渴:如患者临床仅表现为口渴、疲乏无力,腰膝酸软。② 膏淋:如临床表现泡沫尿,小便浑浊等症状。③ 水肿:指消渴病继发水肿。④ 虚劳:如患者出现进行性贫血、低蛋白血症者。⑤ 肾消、关格、溺毒:患者出现肾功能不全,体内毒素刺激,恶心、呕吐,少尿或无尿,诸证迭出。

近年来,虽然对糖尿病的研究取得了长足的进步,但一旦出现持续性蛋白尿,则肾脏病变往往不可逆转,最终发展到肾功能衰竭。中医中药在糖尿病肾病治疗中具有独特的作用,特别针对蛋白尿的治疗更具特色,从而可以有效延缓肾功能的进展,推迟进入替代治疗的时间。

【病因病机】

本病以阴虚为本,燥热为标,其衍变常以阴虚燥热开始,随后发展,渐损及气阴、精血和元气,伴有湿瘀痰浊等邪实,晚期可致脾肾阳虚,水湿泛滥,阴竭阳微,终致阴阳离决。

1. 病因 《素问·奇病论》即说:"此肥美之所发也,此人必数食甘美而多肥也,肥者令人内热。甘者令人中满,故其气上溢,转为消渴。"说明饮食不节,长期过食肥甘厚味、辛辣香燥之物,导致脾胃运化功能失职,脾胃积热内蕴,化燥伤津,消谷耗液,可发生消渴。《灵枢·五变》:"五脏皆柔弱者,善病消瘅。"说明先天禀赋不足、五脏柔弱者,在各种致病因素的作用下易发生糖尿病,尤以脾、肾为主,肾为先天之本,脾为后天生化之源,脾肾亏虚是糖尿病发生发展的重要因素。《临证指南医案·三消》说:"心境愁郁,内火自燃,乃消症大病。"情志失调,肝气郁结,郁而化火,火热燔灼肺胃阴津而发消渴。《外台秘要·渴利虚经脉涩成痈肿方一十一首》说:"房室过度,致令肾气虚耗,下焦生热,热则肾燥,肾燥则渴。"房事不节,劳欲过度,肾精亏耗,肾气虚衰,而发消渴。

2. 病机　病机为本虚标实之证。阴阳、气血、五脏亏虚是本虚,瘀血、水湿、痰饮、浊毒等属标实。对于病机不同学者观点有所差异,各有侧重。主要观点认为其基本病机以肝肾气阴两虚,肾络瘀滞为发病之本,病理环节为肾络瘀阻、肾络瘀结。发病之初,病在肝肾,气阴两虚,肾络瘀滞。肾主水,司开阖,消渴日久,肾阴亏虚,阴损气虚,而致肾气虚损,固摄无权,开阖失司,尿频尿多,尿浊而甜;肝肾阴虚,阴虚阳亢,头晕、耳鸣,血压偏高。病程迁延,阴损及阳。脾肾虚衰,肾络瘀阻,水液代谢障碍则水湿潴留,泛溢肌肤,出现面足水肿,甚则胸水腹水;阳虚不能温煦四末,则畏寒肢冷。病变晚期,肾络瘀结,肾体劳衰,肾用失司,浊毒内停,五脏受损,气血阴阳衰败。肾阳衰败,水湿泛滥,浊毒内停,变证蜂起。浊毒上泛,胃失和降,则恶心呕吐,食欲不振;脾肾衰败,浊毒内停,血液化生无源,则见面色萎黄,唇甲舌淡等血虚之候;水湿浊毒上犯,凌心射肺,则心悸气短,胸闷喘憋不能平卧;肾元衰竭,浊邪壅塞三焦,肾关不开,则少尿或无尿,已发展为关格病。

脾肾两虚是糖尿病肾病病机的关键,对于糖尿病肾病的病机,认识不同,观点多有不一。较多的观点认为分型辨证治疗是长期临床实践中总结出的比较符合本病发生发展规律的辨证论治方案,早期病变多以气阴两虚为主,中期病机为阴损及阳,脾肾阳虚。晚期病机为五脏虚衰,痰湿瘀浊内停。

从临床来看,对糖尿病肾病的病机应抓住主要矛盾、执简驭繁,不管早中晚期,脾肾两虚是关键。脾主运化,水谷精微需肾中阳气的温煦,而肾中精气亦赖后天水谷精微的不断补充与化生,脾肾两脏互滋互养,相互为用。脾虚统摄失司,脾不升清,精微下泻,则见"尿浊";肾气虚衰,不能蒸化水液,水液潴留,发为尿少,"水肿";脾肾不足,长期失养,发为"肾劳"。故脾肾虚损是糖尿病肾病发病和病机演变的关键环节,因此临床健脾补肾是治疗的基本原则,药如黄芪、党参、白术、山药、薏苡仁、生地黄、山茱萸、枸杞子、黄精、女贞子、墨旱莲、覆盆子、金樱子、菟丝子等。至于各期滋阴、温阳、益气和养血等侧重的把握,则取决于个人用药对药味、药量的体会和功力了。

瘀血贯穿糖尿病肾病的始终,虽然对糖尿病肾病邪实有痰、瘀、浊毒等的认识,但从长期临床辨证和治疗疗效来看,瘀血是最能为广大医家接受的。瘀血不仅是糖尿病肾病的主要病理基础,而且贯穿糖尿病肾病的始终。血瘀致渴的观点在《灵枢·五变》中已被提出,"血脉不行,转而为热,热则消肌肤,故为消瘅"。近代《血证论》一书提出"瘀血在里则渴,所以然者,血与气本不相离,内有瘀血,故气不得通,不能载水津上升,是以为渴",从而进一步阐述并明确了血瘀致渴的理论。

临床上,虽然有时糖尿病患者并无瘀血症可辨,但不同阶段的糖尿病肾病患者都有血液流变学异常及微循环的障碍,其轻重程度常随病情的加重而表现明显。因此,血瘀一直贯穿糖尿病肾病发生、发展的全过程。

随着糖尿病肾病的病情进展,活血化瘀的治疗应分活血、逐瘀和消癥,而在具体用药上还有辛香、辛苦、辛润等区分,针对不同的病情和体质进行选择。

糖尿病肾病病程冗长,"久病入络",气滞血瘀,"久病多瘀",瘀阻肾络,精气不能畅流,常使蛋白尿和水肿顽固难消。随着病情的不断进展,针对瘀血的治疗是有所不同的。尿浊期(早期),当以活血养血为主,以调畅气血、疏通脉络,药如丹参、川芎、赤芍、当归、红花、扦扦活、泽兰、马鞭草等。水肿期(中期),当以逐瘀利水,药如益母草、大黄、地龙、桃仁、三棱、莪术、泽兰等。肾劳期(晚期),当以消癥、破血散结,药如积雪草、大黄、三棱、莪术、穿山甲、水蛭等。

【临床表现】

本病早期缺乏肾损害的典型症状,仅以蛋白尿为主要线索,中晚期患者可出现下列症状。

1. 临床症状

(1) 泌尿系统症状:眼睑及下肢不同程度水肿,甚至伴有胸腹水、阴部水肿,或伴有尿潴留或遗尿。

(2) 眼部症状:视物模糊,甚至失明或白内障。

(3) 消化道症状:水肿严重时可有食欲减退、腹胀、恶心呕吐,或伴有糖尿病性便秘或腹泻。

(4) 血液系统症状:晚期可见贫血、神疲乏力。

(5) 皮肤症状:晚期可出现皮肤瘙痒、皮肤感染,或皮肤感觉异常。

本病还可伴有糖尿病引起的高血压、脑梗死、心肌梗死、性功能障碍、植物神经和周围神经等病变所出现的相应症状。

2. 体征

(1) 蛋白尿:蛋白尿是糖尿病肾病的第一线索。初起为间断性微量蛋白尿,以后为持续性蛋白尿。当 24 小时尿蛋白定量>3 g 时提示已进入临床显性糖尿病肾病期。

(2) 水肿:当糖尿病肾病进入临床显性期后约 70% 患者出现眼睑及下肢不同程度的水肿,甚至胸腹水,其中约 20% 患者表现为肾病综合征。

(3) 高血压:20%～25% 的糖尿病肾病患者可出现高血压。但多出现较晚,且一般不会出现恶性高血压。

(4) 氮质血症:一般在出现持续性蛋白尿后,肾功能开始受到损害。血尿素氮(BUN)和血清肌酐(SCr)呈进行性升高。

(5) 视网膜病变:糖尿病肾病患者的视网膜损害常和肾脏损害相平行。约 70% 糖尿病患者伴有视网膜病变,表现为肾病综合征的患者几乎 100% 伴有视网膜病变。其病理主要为视网膜微血管瘤或增殖性病变。

(6) 肾脏体积改变:糖尿病肾病早期肾脏体积增大,随着肾功能减退,肾脏体积逐渐缩小,肾皮质变薄,晚期可形成固缩肾。

【中医治疗】

1. 辨证论治　糖尿病肾病的辨证论治主要注意以下要点:① 辨阴虚和阳虚;在糖尿病性肾病初期多以五脏阴虚为主,可以出现阴虚内热、肝肾阴虚、气阴两虚等变化;到了中后期多以阴阳两虚或阳虚水肿的症状为主。实际上,这也是阴损及阳的病理反映。② 辨有无瘀血:糖尿病性肾病患者,可能会出现面色、舌色黯紫等,可结合血液流变学的检查,如为异常,则为瘀血存在。具体分型如下。

▲ 阴虚内热证

症状:烦渴多饮,多食善饥,口干舌燥,尿频量多,舌边尖红,苔薄黄,脉洪数。

证候分析:病由饮食不节,积热于胃而起,热久伤阴,阴虚而内热更甚,胃热熏灼于肺,肺热伤津,津液耗伤故烦渴多饮;肺胃阴伤,热则消谷,故多食善饥,口干舌燥;饮水多而津液下趋,固摄失能,水谷精微自小便而解,故尿频量多。舌边尖红,苔薄黄为阴虚之象,脉洪数为内热甚。

治法:清热养阴。

方药:人参白虎汤合消渴方加减。方以石膏辛寒大清胃热,知母苦寒清泄肺胃之热;山药、天花粉、沙参滋阴,黄连泻火,麦冬、石斛生津止渴。

▲ 气阴亏损证

症状:形体消瘦,面色黑黄,疲乏无力,多汗,心慌气短,口渴多饮,小便频数而多,头晕,眼花,大便秘结,舌尖红苔薄,脉细数无力。

证候分析:胃热火盛,耗伤气阴,肌肉失养,则形体消瘦,面色黑黄,元气虚,不能护卫表,则疲乏无力,多汗;阴血亏,不能营养,故心慌气短,头晕眼花,大便秘结。热燔火灼,引水自救,则口渴多饮;燥热下汲肾水,气化失常,不能主水,故小便频数而多。舌脉为气阴亏损之征。

治法:益气滋阴清热。

方药:生脉散合玉女煎加减。方以人参、山药、黄芪益气,生地黄、玄参、天花粉滋阴生津,石膏、知母、丹皮、赤芍清热凉血化瘀;竹叶清心除烦。

▲ 阴阳两虚证

症状:小便频数,混浊如膏,面色黧黑,腰膝酸软,甚则阳痿,面足微肿,舌黯淡,苔白,脉沉细无力。

证候分析:久病伤肾,肾之阴阳俱虚,不能约束水液,故小便频数,混浊如膏;水谷之精微随尿液下注,无以营养周身,则面色黧黑。肾主骨,腰为肾之府,肾虚故腰膝酸软;命门火衰,宗筋弛缓,故阳痿;肾虚开阖失司,则水无以制,则面足微肿;舌黯淡苔白,脉沉细无力,为阴阳两虚之象。

治法:益肾助阳固涩。

方药:金匮肾气丸加减。方以附子、肉桂温补肾阳,六味地黄丸补肾阴,桑螵蛸、覆盆子补肾固涩,赤芍、桃红活血化瘀。

▲ 阳虚水泛证

症状:面浮身肿,腰以下为甚,按之凹陷不起,眩晕心悸,腰部冷痛酸重,尿量减少,甚或无尿,口淡不渴,肠鸣便泄,舌淡胖,苔白,脉沉细。

证候分析:肾阳虚衰,水液泛滥,且阴盛于下,故面浮身肿,腰以下为甚,按之凹陷不起;水气上逆故眩晕心悸;腰为肾府,肾虚而水湿内盛,则腰部冷痛酸重;肾虚则膀胱气化不利,则尿量减少,甚或无尿;脾阳虚,清阳不升,故口淡不渴,肠鸣便泄。阳虚则舌淡,脉沉细;水泛则舌胖苔白。

治法:温肾健脾,化气行水。

方药:真武汤加减。方以附子助阳温肾,白术、茯苓健脾行水,生姜散水寒之气,白芍调和营卫,淫羊藿、杜仲补肾阳而助气化,益母草、丹参化瘀血而助心阳,山药、芡实固精。水肿甚,附子加量,生姜改干姜。

2. 特色专方

◆ 益元活利汤。生黄芪60 g,川芎30 g,车前子15 g,车前草15 g,半枝莲20 g,大黄炭15 g。水煎,每天1剂,分早晚各服。本方具有益气活血化湿作用,临床可随症治疗使用。

◆ 复方黄芪汤。黄芪30 g、北沙参12 g、当归10 g、茯苓12 g、炒薏苡仁 15 g、山药 20 g、泽泻 12 g、白术 15 g、水蛭 6 g、大黄 10 g、川芎 15 g、丹参 10 g、红花 3 g、枸杞子 10 g、黄柏 6 g、淫羊藿 6 g、车前子 30 g。水煎,每天 1 剂,分早晚各服。本方具有益气活血通络作用,临床可随症治疗使用。

◆ 糖肾宁。黄芪 30 g、太子参 15 g、生地黄 15 g、鹿角片 12 g、泽兰 12 g、黄连 9 g。水煎,每天 1 剂,分早晚各服。本方具有益气养阴、温阳活血功效,临床可辨证选用。

3. 单味中药

◆ 黄芪。黄芪可以减轻糖尿病肾脏病理改变,改善肾功能,并降低血糖,同时维持 nephrin 和 podocin 蛋白的表达。由此可见,黄芪对糖尿病肾脏保护作用的机制可能与降低血糖、稳定糖尿病肾病状态下足细胞 nephrin 和 podocin 表达量相关。也有报道显示黄芪通过抑制 IV 型胶原的产生,降低细胞外基质的合成,起到抗纤维化作用,从而延缓糖尿病肾病的进展。

◆ 川芎。川芎具有行气活血化瘀的功效,现代药理研究证实,川芎通过拮抗血浆血管收缩素水平,抑制 GMCs 的增殖,阻止增殖细胞生长,可通过抑制血小板聚集而降低血黏度及高凝状态,减少肾脏的血栓形成,减轻肾小球基底膜的损伤,同时能增加微血管开放数目,有增进微循环,提高肾血流量,从而减轻蛋白尿,且有直接扩血管作用,进而扩张肾动脉,增加肾血流量及肾小球滤过率,从而改善肾功能。

◆ 麦冬。研究发现,麦冬能下调糖尿病大鼠肾脏中尼克酰胺腺嘌呤二核苷酸(NADPH)氧化酶亚单位 p47phox 的表达,抑制 NADPH 氧化酶的活性,减少高水平活性氧(ROS)产生,降低核因子-KB(NF-KB)的活化,减轻了糖尿病肾脏病变。

◆ 丹参。丹参能扩张收缩微动脉,加速血流,并具有降低红细胞聚集性和血液黏度,抑制血小板聚集,降低血脂、血糖及尿蛋白,抑制蛋白糖化和醛糖还原酶活性,减少氧化、应激损伤,抑制血管平滑肌增殖的作用,有助于延缓糖尿病肾病的进展。

◆ 山茱萸。研究证实山茱萸能使糖尿病肾病大鼠肾组织中转化生长因子(TGF)－β1 表达减少,Smad7 蛋白表达上调,说明山茱萸能有效抑制 TGF－β1/Smad 信号通路的激活,且对减轻肾组织损害的调节作用有一定的量效关系。

◆ 绞股蓝。实验绞股蓝对糖尿病肾病大鼠血管活性物质表达的影响,发现其可显著减少肾组织 NO 含量,改善早期糖尿病肾病肾小球高灌注、高滤过的状态,延缓肾小球硬化,同时减少 AGEs 形成、抑制 RAGE 基因表达、降低血糖、减少 TGF－β 分泌、抑制细胞外基质产生和积聚,减少糖尿病肾病小鼠的蛋白尿、保护肾功能。另据报道绞股蓝提取物还可以有效改善大鼠血液流变学,并降低血清内肿瘤坏死因子(TNF)－α、白细胞介素－6(IL－6)和 C 反应蛋白(CRP)水平。

◆ 翻白草。观察翻白草的有效成分槲皮素对体外糖基化终产物生成的影响时,发现槲皮素对以 G、d1－GA、3－DC 为底物的蛋白质非酶糖基化反应体系中糖基化终产物的生成有明显的抑制作用,提示槲皮素可抑制早期非酶糖基化反应。槲皮素可能通过直接抑制蛋白质非酶糖基化作用,减少糖尿病大鼠视网膜糖基化终产物生成及受体的表达。

◆ 雷公藤。在糖尿病发展过程中,血清 TGF－β1、Gremlin 促进肾间质纤维化,BMP－7 起到抑制作用,雷公藤多苷通过减少尿蛋白的排泄,保护肾小管,抑制 TGF－β1、Gremlin 上升及 BMP－7 下降趋势,改善糖尿病肾病患者肾间质纤维化。

4. 口服成药

◆ 六味地黄丸。口服,每天 2 次,每次 9 g。六味地黄丸由熟地黄、山茱萸、山药、泽泻、牡丹皮、白茯苓(去皮)组成。具有滋阴补肾,用于糖尿病肾病肾阴亏损者,主治头晕耳鸣,腰膝酸软,骨蒸潮热,盗汗遗精。

◆ 阿魏酸哌嗪片。口服,每天 3 次,每次 2～4 片。本品具有抗凝、抗血小板聚集及扩张微血管,增加冠状动脉流量、解除血管痉挛等作用。用于糖尿病肾病瘀血症患者。

◆ 黄葵胶囊。口服,每次 5 粒,每天 3 次,8 周为 1 个疗程。主治湿热型糖尿病肾病,症见浮肿、腰痛,蛋白尿、血尿、舌苔黄腻等,具有清利湿热、解毒消肿的功效。

◆ 金水宝胶囊。口服,每次 3 粒,每天 3 次。其主要成分为发酵虫草菌粉。主治正虚型糖尿病肾病,具有补益肺肾、秘精益气的功效。

◆ 黄芪消白冲剂(上海中医药大学附属曙光医院院内制剂)。冲服,每次 20 mg,每天 3 次。由黄芪、石韦、益母草等组成,具有益气活血、祛风利湿的功效。用于治疗糖尿病肾病蛋白尿等症。

5. 中药针剂

◆ 黄芪注射液。用法用量:遵医嘱。具有益气养元,扶正祛邪,养心通脉,健脾利湿。用于糖尿病肾病脾肾气虚者。

◆ 丹参注射液。用法用量:遵医嘱。具有活血化瘀,通脉养心的功效。用于糖尿病肾病具有血瘀证者。

6. 辨病治疗 辨病使用具有降压、降糖、降蛋白尿作用的中药是提高糖尿病肾病疗效的重要手段,在传统方法指导下的辨证论治用药是中医药治疗糖尿病肾病的主要方法,在此基础上,随着现在研究手段的发展,临床和科研人员发现许多中药在药理上具有与各类化学药物相似的作用,且具有多靶点的功效。糖尿病肾病的降压、降糖、降蛋白一直是治疗的核心问题,因此如果选择性应用一些具有上述药理作用的中药可以有效提高临床疗效,也是中医辨“证”(血压,血糖,蛋白尿)思想的体现。

针对抗高血压药,我们的总结研究发现许多中药具有拮抗血管紧张素系统作用、钙离子拮抗作用、利尿降压作用。如有 40 余味中药对血管紧张素系统具有拮抗作用:黄芪、淫羊藿、当归、白芍药、川芎、丹参、红花、姜黄、降香、红景天、益母草、水蛭、莲子心、玄参、金银花、垂盆草、苦参、地骨皮、贝母、前胡、葶苈子、海藻、钩藤、羚羊角、蜈蚣、大黄、茯苓、苍术、葛根、莱菔子、吴茱萸等,这些中药在功效、药性、归经等方面也是有规律可循的。同时,发现多味作用于多重高血压致病机制从而达到降血压目的的中药,如黄芪、当归、杜仲、川芎、丹参、三七、决明子、苦参、莲子心、钩藤、茯苓、葛根、吴茱萸等。

在降糖方面,许多中药药理研究表明某些中药具有降糖作用,如天花粉、葛根、知母、黄精、桔梗、牛膝、肉桂、三七、女贞子、麦冬、泽泻、大黄、山药、赤芍、葫芦巴、淫羊藿、苍术、白芍、黄芪、白术、丹参、人参、枇杷叶、五加皮、桑白皮、牛蒡子、菟丝子、石斛、夏枯草、葛根、枸杞子、乌梅、地骨皮、黑芝麻、茯苓、牛膝、灵芝、仙茅、藕节、玉竹、薏苡仁、昆布、刺五加、黄连等。

在降脂方面,研究表明如生山楂、芙蓉叶、枸杞子、灵芝、制何首乌、女贞子、桑寄生、绞股蓝、陈皮、甘草、蒲黄、当归、姜黄、三七、川芎、银杏叶、黄芩、黄连、柴胡、菊花、荷叶、葛根、大黄、决明子、虎杖、半夏、海藻、泽泻、月见草等具有调节血脂的作用。

针对糖尿病肾病的难治性高血压、高血脂、高血糖等,辨证选用这些中药可能有助于某些问题的解决。

7. 临床经验

(1) 温肾利水方治疗本病的经验:熟附子、桂枝各 8 g,生地黄、熟地黄、山茱萸、苍术各 15 g,茯苓、丹皮、泽泻、牛膝各 10 g,山药、黄芪各20 g,白茅根各 30 g。主治糖尿病肾病水肿。

(2) 分型治疗本病的经验:认为糖尿病肾病可分为两大类型。脾肾阳虚型系温饱迁延,阴损及阳,命门火衰,脾失温煦所致,治宜温肾健脾、益气固摄,主要药物:制附子、炮姜、白术、茯苓、山药、芡实、五味子、黄芪、扁豆、赤小豆。肝肾阴虚型系温饱日久,阴精耗损,肾精亏虚,肝血不足,肝阳上亢所致,治宜壮水制阳、化瘀利水,主要药物:熟地黄、山药、太子参、麦门冬、五味子、青葙子、枸杞子、丹参、赤芍、泽泻、当归、益母草、大黄。

(3) 治本补虚分型诊治本病的经验:根据糖尿病肾病的动态演变规律,结合临床实践经验认为,本病以虚为主(肝虚、脾虚、肾虚),治疗上应根据实际情况,辨证选方。① 气阴两虚:治宜气阴双补。方选黄芪地黄汤加减:太子参、生黄芪各 15 g,山药、山茱萸各 10 g,茯苓20 g,牡丹皮

6 g等,偏气虚以五子衍宗丸加黄芪;偏阴虚用大补元煎加减。② 脾肾气虚:治宜健脾固肾。方选水陆二仙丹合芡实合剂加减:金樱子、芡实、白术各 15 g,茯苓、菟丝子各 20 g,百合、枇杷叶各 10 g,黄精 30 g 等。亦可用补中益气汤加金樱子、补骨脂、菟丝子等治疗。③ 肝肾阴虚:治宜滋养肝肾。选归芍地黄汤、六味地黄汤合二至丸加减:女贞子、墨旱莲、当归、山药、丹皮、山茱萸各 10 g,赤芍、生地黄、泽泻、茯苓各 15 g,地骨皮 20 g。④ 阴阳两虚:治宜阴阳双补。可用桂附地黄丸、济生肾气丸、大补元煎加龟甲胶、鹿角胶、仙茅、淫羊藿各 15 g,山茱萸、山药、杜仲、当归、枸杞子、水肿加牛膝各 10 g,炙甘草 6 g,车前子、防己各 30 g 等。

【预防护理】

1. 护理预防

(1) 饮食护理:优质低蛋白质饮食,低盐、低脂、低磷饮食。

(2) 生活护理:适当休息,劳逸结合。

(3) 情志护理:保持心情舒畅,避免烦躁、焦虑等不良情绪。

2. 心理治疗　糖尿病肾病患者几乎都存在不同程度的抑郁情绪,晚期则普遍存在悲观失望心理。因此,医生及时给予说服教育、开导劝慰非常必要。说明病情,晓以利害,以减轻心理负担,稳定情绪,树立战胜疾病的自信心,对糖尿病性肾病治疗有很大益处。

传统的内养功,用简单的放松入静,轻缓的调息运气,则可修身养性,安神定志,改善血液循环,保护肾功,提高生存质量,可以试练。特别是并发眼底病变者,忧愁、悲伤及抑郁、紧张、烦躁等会使病情加速发展,更应注意心理调摄。

3. 运动治疗　糖尿病肾病早期患者,应适当运动,气功、太极拳、徒步行走等轻缓运动均是较好的锻炼方式。中晚期患者,活动量应适当控制,由于平卧有利于改善肾血流量,卧床休息应该增加。北京中医药大学东直门医院把以静为主的内养功和以动为主的八段锦相结合,创立"内养功八段锦",通过放松入静、调息运气、运动肢体、活动筋骨,有助疏通经络,流畅气血,调和阴阳,糖尿病肾病患者试练后,反映良好。

尿路感染中医治疗

尿路感染又称泌尿系感染,是指病原体侵犯尿路黏膜或组织引起的尿路炎症,根据感染部位的不同分为上尿路感染和下尿路感染,前者指肾盂肾炎,后者主要指膀胱炎。多种病原微生物均可引起本病,其中95%以上是革兰阴性杆菌所致,以大肠杆菌最为常见。

流行病学资料显示,普通人群尿路感染的发生率约为0.91%,女性人群的发生率为2.05%。1岁以前男性尿感较为常见,1岁以后,女性多于男性。育龄期女性尿路感染的发病率的增高通常与性生活和妊娠相关。尿路感染的临床症状较为复杂,可表现为急、慢性肾盂肾炎,急、慢性膀胱炎,无症状性细菌尿,未及时治疗或治疗不当会出现肾乳头坏死和肾周脓肿等并发症,严重者可引发败血症、感染性休克等,少数反复发作者导致肾衰竭。尿路梗阻、膀胱输尿管反流、尿路畸形、抗生素及免疫抑制剂的应用、妊娠等均为尿路感染的常见因素。目前最重要的西医治疗措施为抗菌药物的应用。尿路感染的诊治费用非常昂贵,耐药菌株也有明显的增加趋势,因此寻求经济有效的尿路感染治疗方法非常重要。

尿路感染属于中医"淋证"范畴。中医认为在饮食不节、情志失调、劳倦内伤的基础上,因外感湿热,秽浊之邪从下侵入机体。导致湿热蕴结下焦、肾与膀胱气化不利,产生各种临床症状。以小便频急,淋沥不尽,尿道涩痛,小腹拘急,痛引腰腹为主要证候表现。初起者易治愈,但热淋、血淋有时可发生热毒入血,出现高热、神昏等重笃证候,而久病不愈不仅可转为劳淋,甚则转变成水肿、癃闭、关格、虚劳等证。

【诊断】

1. 尿路感染的诊断

(1) 正规清洁中段尿(要求尿停留在膀胱中4～6小时以上)细菌定量培养,菌落数≥105/ml,2天内应重复培养1次。

(2) 参考清洁离心中段尿沉渣检查,白细胞>10/高倍镜视野,或有尿路感染症状者。

具备上述(1)、(2)可以确诊。如无(2)则应再作菌落计数复查,如仍$\geq 105/\mathrm{ml}$,且2次的细菌相同者,可以确诊。

(3) 或做膀胱穿刺尿培养,如细菌阳性(无论细菌多少),亦可确诊。

(4) 做尿细菌计数有困难者,可用治疗前清晨清洁中段尿(尿停留于膀胱4～6小时),正规方法的离心尿沉渣革兰染色找细菌,如细菌$>1/$油镜视野,结核临床泌尿系感染症状,亦可确诊。

(5) 尿细菌数在104～105/ml者,应复查,如仍为104～105/ml,需结合临床表现来诊断或做膀胱穿刺尿培养来确诊。

2. 上、下尿路感染的诊断　符合上述尿路感染标准兼有下列情况者。

(1) 尿抗体包裹细菌检查阳性者,多为肾盂肾炎,阴性者多为膀胱炎。

(2) 膀胱灭菌后的尿标本细菌培养结果阳性者为肾盂肾炎,阴性者多为膀胱炎。

(3) 参考临床症状,有发热(>38℃),或腰痛、肾区叩击痛或尿中有白细胞管型者,多为肾盂肾炎。

(4) 经治疗后症状已消失,但又复发者多为肾盂肾炎(多在停药后6周内);用单剂量抗菌药治疗无效或复发者多为肾盂肾炎。

(5) 经治疗后仍留有肾功能不全表现,能排除其他原因所致者;或X线肾盂造影有异常改变者为肾盂肾炎。

3. 急、慢性肾盂肾炎的诊断

(1) 尿路感染病史1年以上,经抗菌治疗效果不佳,多次尿细菌定量培养均阳性或频繁复发者,多为慢性肾盂肾炎。

(2) 经治疗症状消失后,仍有肾小管功能(尿浓缩功能)减退,能排除其他原因所致者为慢性肾盂肾炎。

(3) X线造影证实有肾盂、肾盏变形,肾影不规则甚至缩小者为慢性肾盂肾炎。

【病因病机】

饮食不节,情志失调,禀赋不足或劳伤久病是发病基础,外感湿热,秽浊之邪从下侵入机体是本病外因。

本病病位在膀胱和肾,与肝脾相关,病因多为膀胱湿热、脾肾两虚、肝郁气滞,病机主要是湿热蕴结下焦,膀胱气化不利。淋证初起多属实证,若病延日久,热郁伤阴,湿遏阳气,或阴伤及气,可导致脾肾两虚,膀胱气化无权,则病证由实转虚,而见虚实夹杂。各淋证之间存在一定联系,表现在转归上,或虚实之间相互转化,或淋证间相互转化或并见,反复发作者,不仅可转为劳淋,甚则转变为水肿、癃闭、关格等证,终成虚劳。

【治疗原则】

实则清利,虚则补益为淋证的基本治则。实证以膀胱湿热为主者,治宜清热利湿;以热伤血络为主者,治宜凉血止血;以砂石结聚为主者,治宜通淋排石;以气滞不利为主者,治宜利气疏导。虚证以脾虚为主者,治宜健脾益气;以肾虚为主者,治宜补虚益肾。

【辨证论治】

淋证分为热淋、石淋、血淋、气淋、劳淋、膏淋,其中血淋、气淋、膏淋又有虚实之分。热淋多起病急骤,或伴发热,小便赤热,溲时灼痛为主要特点。石淋以小便排出砂石为主症,或排尿时突然中断,尿道窘迫疼痛,或腰腹绞痛难忍为主要特点。气淋小腹胀满较明显,分为实证与虚证,实证由于气滞不利,少腹满痛;虚证缘于气虚下陷,常见少腹坠胀。血淋常溺血而痛,由于湿热下注,热伤脉络者为实,常见小便热涩刺痛,尿色深红;阴虚火旺,扰动阴血者属虚,常表现为尿色淡红、尿痛涩滞不显。膏淋实证见小便浑浊如米泔水,置之沉淀如絮,上有浮油如脂,虚证表现为久病不已,反复发作,淋出如脂。劳淋遇劳即发,小便淋沥不已。

各淋证之间,在转归上存在一定关系,如实证的热淋、气淋、血淋与虚证的劳淋之间可以发生虚实之间的相互转化。而当湿热未尽,正气已伤时,虚实夹杂的证候也较常见。各淋证之间也存在转化或并见,如热淋可转化为血淋,血淋也可诱发热淋;在石淋的基础上,可再发生热淋、血淋;或膏淋再并发热淋、血淋等。认识淋证之间的转化关系,对临床辨证论治,具有指导意义。

▲ 热淋

症舌脉:小便短数,灼热刺痛,溺色黄赤,少腹拘急胀痛;腰痛拒按,寒热起伏,口苦,呕恶,大便秘结。苔黄腻,脉滑数。

治法:清热利湿通淋。

方药:八正散加减。

参考处方:木通、车前子、萹蓄、瞿麦、滑石、大黄、栀子、甘草等。

▲ 石淋

症舌脉:尿中夹有砂石,小便艰涩,或排尿时突然中断,尿道窘迫疼痛,少腹拘急,或腰腹绞痛难忍,尿中带血;面色少华,少气乏力,精神委顿。舌质红,苔薄黄;或舌质淡边有齿印;或舌质红,少苔。

治法:清热利湿,通淋排石。

方药:石韦散加减。

参考处方:通草、石韦、王不留行、滑石、甘草(炙)、当归、白术、瞿麦、芍药、冬葵子等。

▲ 气淋

症舌脉:实证表现为小便艰涩,淋漓不宣,少腹满痛;虚证表现为尿有余沥,少腹坠胀、面色㿠白。舌质淡,苔薄白。脉弦;虚弱无力。

治法:实证利气疏导;虚证补中益气。

方药:实证沉香散加减;虚证补中益气汤加减。

参考处方:沉香散——沉香、橘皮、当归、白芍、石韦、滑石、冬葵子、王不留行。补中益气汤——党参、甘草、白术、当归、陈皮、黄芪、升麻、柴胡。

▲ 血淋

症舌脉:实证表现为小便热涩刺痛,尿色深红,或夹有血块,疼痛满急加剧,脉滑数;虚证表现为尿色淡红,尿痛涩滞不显,舌质淡红,苔黄,脉细数。

治法：实证清热通淋,凉血止血;虚证滋阴清热,补虚止血。

方药：实证用小蓟饮子加减;虚证用知柏地黄丸加减。

参考处方：小蓟饮子——藕节、蒲黄、木通、滑石、当归、甘草、栀子、淡竹叶;知柏地黄丸——知母、黄柏、熟地黄、山茱萸、芍药、茯苓、泽泻、丹皮。

▲ 膏淋

症舌脉：实证表现为小便浑浊如米泔水,置之沉淀如絮状,上有浮油如脂,或夹有凝块,或混有血液,舌质红,苔黄腻。虚证表现为久病不已,反复发作,淋出如脂,舌质淡,苔腻。

治法：实证清热利湿,分清泄浊;虚证补益固涩。

方药：实证用程氏萆薢分清饮加减;虚证用膏淋汤加减。

参考处方：程氏萆薢分清饮——萆薢,文蛤粉(研细),石韦,车前子(包煎),茯苓,灯心草,莲子心,石菖蒲,黄柏。膏淋汤——山药、芡实、龙骨、牡蛎、生地黄、党参、白芍。

▲ 劳淋

症舌脉：小便不甚赤涩,但淋沥不已,时作时止,遇劳即发;腰膝酸软、神疲乏力。舌质淡,脉虚弱。

治法：补脾益肾。

方药：无比山药丸加减。

参考处方：山药、茯苓、泽泻、熟地黄、山茱萸、巴戟天、菟丝子、杜仲、牛膝、五味子、肉苁蓉、赤石脂。

【中成药应用】

◆ 三金片。具有清热利湿的功效,适用于急、慢性肾盂肾炎,膀胱炎、尿路感染属肾虚下焦湿热下注者。

◆ 知柏地黄丸。具有滋阴降火的功效,适用于肝肾阴虚而兼下焦湿热之尿路感染者。

◆ 金匮肾气丸。具有温补肾阳、化气行水的功效,适用于脾肾阳虚而兼下焦湿热之尿路感染者,以膀胱炎为著。

◆ 癃清片。具有清热解毒、凉血通淋的功效,适用于下焦湿热所致的热淋。

◆ 热淋清颗粒。具有清热解毒、利尿通淋的功效,适用于肾盂肾炎湿热蕴结,小便黄赤,淋漓涩痛者。

◆ 八正胶囊。具有清热、利尿、通淋的功效,适用于急性下尿路感染。

【其他疗法】

1. 针灸推拿

(1) 针灸:多用于尿路感染的慢性期。

方1:主穴:肾俞、膀胱俞、中极、三阴交。配穴:关元、三焦俞、阳虚加灸;小便不利配阴陵泉;尿频配照海。方法:每次选3～5穴,采用补法,留针15～30分钟,中间运针2～3次,间日1次,10次为1疗程,治疗2～3个疗程。

方2:主穴:取肾俞、膀胱俞、脾俞、足三里,毫针刺,用补法,留针20分钟,可加灸,每天1次,10次为1个疗程。适用脾肾两虚证。如偏于脾虚者加灸中脘,刺公孙、隐白;偏肾虚者,加灸命门、关元,刺三阴交、章门。

(2) 推拿:主要针对小儿急性尿路感染和中老年妇女慢性尿路感染患者。中老年女性各脏器功能减退,雌激素水平下降,尿路感染频发,治疗应以扶正为主,辅以祛邪,取穴以三阴经为主,尤以疏肝清热、益肾通淋为法。中医认为小儿急性尿路感染多由湿热之邪蕴结下焦,致使膀胱和肾气化功能失调,不能通调水道而致,常取小腹、气海、关元、中极、脾俞、肾俞、命门、三阴交等穴位以益气活血,扶正祛邪。

(3) 艾灸:取穴膀胱俞、阴陵泉、三焦俞、行间、太冲。膀胱湿热者,加合谷、丰隆;肝胆湿热者,加肝俞、期门、胆俞。采用艾条悬灸或艾炷无瘢痕灸,每天灸1～2次,10次为1个疗程。

2. 食疗

(1) 滑石粥:滑石30 g,瞿麦10 g,粳米30～60 g。先将滑石用布包,再与瞿麦同入水煎煮,取汁去渣,加入粳米煮成稀粥,空腹食用。

(2) 葵根饮:冬葵根 30 g,车前子 15 g,煎汤取汁,代茶饮。

3. 其他治法

(1) 药物敷贴疗法:① 食盐敷脐法:取食盐适量置于脐中,以稍高出腹部为度,以创可贴做辅料将置满盐的脐眼封包,24 小时后重新换盐,3～5 天为 1 个疗程。主治急性尿路感染者。② 莴苣敷脐法:莴苣 30 g,将莴苣捣烂敷脐部,每天 1 次,主治血淋。

(2) 熏蒸疗法:白豆蔻、胡椒、川椒各 30 g,向日葵根 15 g,共为末,装入布袋,以烧酒熬至滚烫后冲入布袋中,对准尿道口熏之。或瓦松 60 g,水煎,取 1 000 ml,入盆,熏洗少腹及阴部。此法应用于湿热内蕴证。

【预防护理】

每天多饮水,避免细菌在尿路繁殖;注意阴部清洁,减少尿道口的细菌群;尽量避免使用尿路器械,必要时,严格无菌操作;对于尿路感染频发的妇女,应行长期低剂量疗法。中医应注重增强体质、调畅情志、消除各种外邪入侵和湿热内生的因素,多饮水,饮食宜清淡,忌肥腻香燥、辛辣之品;禁房事,注意休息,有利于康复。

急性期有高热、尿路刺激症状明显者应卧床休息,宜食清淡、富含水分的事物,忌辛辣刺激食物;忌食温热性食物;忌烟酒,调节情志,保持心情舒畅。多饮水,必要时静脉输液以保证入量,使患者多排尿;恢复期可适当活动,保证充足的睡眠和休息。注意个人清洁卫生,特别是月经期和妊娠期卫生,对于妊娠晚期合并急性肾盂肾炎的患者,应采取侧卧位,或轮换体位减少妊娠子宫对输尿管压迫,使尿液引流通畅。积极复查、随访。

肾脏病的症状与危害

常见肾脏病的主要症状

急性肾炎

起病急、轻重不一。症状为蛋白尿、血尿、水肿、高血压、少尿、一过性氮质血症,可伴有乏力、厌食、恶心、呕吐、腰疼、腹痛等。可见于各年龄组,但常见于 6~10 岁儿童。

肾病综合征

大量蛋白尿、蛋白血症、水肿、胆固醇升高等。分为原发性、继发性和遗传性三大类,原发性肾病综合征属于原发性肾小球疾病,有多种病理类型。

IgA 肾病

反复发作、肉眼和持续镜下血尿,可伴有不同程度蛋白尿及潜血,或在呼吸道感染后发生,或表现为无症状性尿异常,或表现为慢性肾炎,或表现为肾病综合征,常见腰痛等症状。多见于青壮年。

慢性肾炎

起病潜隐、进展缓慢、可轻可重或时轻时重、尿检异常,或有水肿、贫血、高血压、氮质血症等,常因上呼吸道感染等诱发或加重,或伴有肾病综合征,或慢性肾炎急性发作,或类似急性肾炎等。

狼疮性肾炎

是由系统性红斑疮继发的肾脏损害,常见于青年女性,大多患者先出现系统性红斑狼疮症状(如发烧、皮肤损害、多发性关节痛等)之后,临床上出现肾脏病变,也有出现肾脏病变之后才出现全身系统受累表现。其肾病表现有轻型无症状肾炎(仅有尿检异常)、肾病综合征、慢性肾炎、急进性肾炎等。

紫癜性肾炎

是由过敏性紫癜继发的肾脏病变,常见于儿童,大多先有过敏性紫癜症状,继而出现肾脏病变,其特征为肾病综合征或慢性肾炎综合征等。

乙肝相关性肾炎

是乙型肝炎导致的肾小球损害,常表现为无症状蛋白尿和血尿、急性肾炎综合征、肾病综合征或肾功能不全等。

糖尿病肾病

由糖尿病继发的肾损害,首先是微量蛋白尿逐步发展为大量蛋白尿或肾病综合征(大多有糖尿病性视网膜病变),直至肾功能衰竭(尿毒症)。

高血压肾病

高血压肾病系原发性高血压引起的良性小动脉肾硬化(又称高血压肾小动脉硬化)和恶性小动脉肾硬化,并伴有相应临床表现的疾病,但临床所见的绝大多数是良性肾小球动脉硬化。早期以夜尿增多等肾小管功能障碍表现为主,继之出现蛋白尿等肾小球损害表现,少数发展为肾功能衰竭。原发性恶性肾小球动脉硬化是指由原发性高血压发展为恶性高血压后导致的肾损害。

表1 常见肾脏病分类表

分　类	儿　童	青　少　年	中　老　年
原发性	微小病变型肾病	系膜增生性肾小球肾炎 微小病变型肾病 局灶性节段性肾小球硬化 系膜毛细血管性肾小球肾炎	膜性肾病
继发性	过敏性紫癜肾炎 乙型肝炎病毒相关性肾炎 系统性红斑狼疮肾炎	系统性红斑狼疮肾炎 过敏性紫癜肾炎 乙型肝炎病毒相关性肾炎	糖尿病肾病 肾淀粉样变性 骨髓瘤性肾炎 淋巴瘤或实体肿瘤性肾病

肾脏病的主要危害

肾脏病是一类严重危害人类健康的疾病,肾病疾患,不论中外发病者均多,尤其是急、慢性肾小球肾炎、肾病综合征、肾盂肾炎、肾结石等。肾功能衰竭(尿毒症)更为国内外所常见。

肾病早期,症状不明显,而在单位体检中,初次发现肾脏疾病的例子却屡见不鲜。有些肾病患者早期往往因贫血或恶心、呕吐、消化不良、高血压或视力模糊、下降而就诊,极易造成误诊误治,延误病情。

肾病的症状可表现为程度不同的疲倦、乏力,腰膝酸软、高血压、蛋白尿、眼睑浮肿,甚至出现全身浮肿、贫血、皮肤瘙痒、恶心呕吐、电解质紊乱、酸中毒、SCr、BUN 升高等。尿毒症后期可累及五脏六腑,甚至出现心包积液及胸腔积液,导致心、肺、肾三脏功能衰竭。

肾脏疾病的诊断

急性肾小球肾炎

询问病史

患者有前驱感染史,本病发病前 1～4 周多有呼吸道或皮肤感染、猩红热等链球菌感染病史或其他急性感染史。

临床症状

1. 急性起病　急性期一般为 2～4 周。

2. 浮肿及尿量减少　浮肿为紧张性,浮肿轻重与尿量无关。

3. 血尿　起病即有血尿,呈肉眼血尿或镜下血尿。

4. 高血压　1/3～2/3 患者病初有高血压,常为(120～150)/(80～110) mmHg[(16.0～20.0)/(10.7～14.4) kPa]。

5. 非典型病例　可无水肿、高血压及肉眼血尿,仅镜下血尿。

6. 并发症　重症早期可出现高血压脑病(头痛,呕吐,视力障碍,嗜睡,惊厥,昏迷)、严重循环充血(气急,胸闷,肺水肿,肝大,心率快)、急性肾功能衰竭(尿素氮,肌酐升高,电解质紊乱,代谢性酸中毒)的并发症。如持续数周不恢复,可发展为急进性肾炎。

实验室检查

尿检均有红细胞增多。尿蛋白一般为"＋"～"＋＋",也可见透明、颗粒管型。血清总补体 C3 可一过性明显下降,6～8 周恢复正常。非链球菌感染后肾炎,补体 C3 不低。抗链球菌溶血素"O"(ASO)抗体可增高。

慢性肾小球肾炎

临床症状

患者有乏力、倦怠、腰酸、食欲不振、水肿时有时无,多为眼睑水肿和(或)下肢凹陷性水肿,一般无体腔积液。部分患者可突出表现为持续性中等程度以上的高血压,可出现眼底出血、渗液,甚至视盘水肿。除上述一般慢性肾炎共有的表现外,突出表现为持续性中等以上程度的高血压,而且对一般降压药物不甚敏感。常引起严重的眼底出血或絮状渗出,甚至视盘水肿,视力下降。

实验室检查

1. 尿常规检查　常有轻、中度蛋白尿,同时伴有血尿,红细胞管型,肉眼血尿少见,多为镜下持续性血尿。

2. 血液检查　早期变化不明显,肾功不全者可见正色素、正细胞性贫血,血沉明显加快,血浆白蛋白降低,血胆固醇轻度增高,血清补体 C3 正常。

3. 肾功能检查　① 内生肌酐清除率和酚红排泄轻度下降,尿浓缩功能减退。② 血清尿素氮和肌酐早期基本正常,随病情加重,BUN、SCr 逐步增高,当其高于正常值时,证明有效肾单位已有 60%～70% 受损害。对肾功能不全,尤其是尿毒症的诊断更有价值。

影像学检查

腹部 X 线平片:肾脏明显缩小,表面不光滑。

B超：早期双肾正常或缩小，肾皮质变薄或肾内结构紊乱，B超检查可帮助排除先天性肾发育不全，多囊肾和尿路梗阻性疾病。

肾脏穿刺

肾穿刺活检，根据其病理类型不同，可见相应的病理改变。

慢性肾盂肾炎

临床症状

1. 全身中毒症状　畏寒、发热、乏力、食欲不振。
2. 局部症状　腰酸、腰痛及脊肋角叩痛。
3. 膀胱刺激症状　尿频、尿急、尿痛及排尿困难。且泌尿道感染病史超过半年以上，抗菌治疗效果不佳。

实验室检查

1. 尿常规检查　仅在部分病例中可发现菌尿和脓尿，有时可发现蛋白尿，这表明病变已累及肾小球，意味着病情较严重。
2. 尿细菌培养　菌落计数>10/ml 可以肯定为感染，同时可明确致病菌的种类及药敏。
3. 肾功能检查　一般无肾功能障碍，当病情加重时先表现为肾小管功能受损，尿比重降低。晚期则出现血清肌酐和血尿素氮升高。

影像学检查

1. 肾盂、肾盏　在静脉肾盂造影中见肾盂、肾盏变形，缩窄。
2. 肾外形　肾外形凹凸不平，两肾大小不等。

肾病综合征(NS)

临床表现

1. **大量蛋白尿** 大量蛋白尿是 NS 患者最主要的临床表现,也是肾病综合征的最基本的病理生理机制。大量蛋白尿是指成人尿蛋白排出量>3.5 g/d。在正常生理情况下,肾小球滤过膜具有分子屏障及电荷屏障,致使原尿中蛋白含量增多,当远超过近曲小管回吸收量时,形成大量蛋白尿。在此基础上,凡增加肾小球内压力及导致高灌注、高滤过的因素(如高血压、高蛋白质饮食或大量输注血浆蛋白)均可加重尿蛋白的排出。

2. **低蛋白血症** 血浆白蛋白<30 g/L。NS 时大量白蛋白从尿中丢失,促进白蛋白肝脏代偿性合成和肾小管分解的增加。当肝脏白蛋白合成增加不足以克服丢失和分解时,则出现低白蛋白血症。此外,NS 患者因胃肠道黏膜水肿导致饮食减退、蛋白质摄入不足、吸收不良或丢失,也是加重低白蛋白血症的原因。

除血浆白蛋白减少外,血浆的某些免疫球蛋白(如 IgG)和补体成分、抗凝及纤溶因子、金属结合蛋白及内分泌素结合蛋白也可减少,尤其是大量蛋白尿,肾小球病理损伤严重和非选择性蛋白尿时更为显著。患者易产生感染、高凝、微量元素缺乏、内分泌紊乱和免疫功能低下等并发症。

3. **水肿** NS 时低白蛋白血症、血浆胶体渗透压下降,使水分从血管腔内进入组织间隙,是造成 NS 水肿的基本原因。近年的研究表明,约 50%患者血容量正常或增加,血浆肾素水平正常或下降,提示某些原发于肾内钠、水潴留因素在 NS 水肿发生机制中起一定作用。

4. 高脂血症　NS 合并高脂血症的原因目前尚未完全阐明。高胆固醇和(或)高三酰甘油血症,血清中 LDL、VLDL 和脂蛋白(α)浓度增加,常与低蛋白血症并存。高胆固醇血症主要是由于肝脏合成脂蛋白增加,但是在周围循环中分解减少也起部分作用。高三酰甘油血症则主要是由于分解代谢障碍所致,肝脏合成增加为次要因素。

实验室检查

1. 尿蛋白　每天>3.5 g。
2. 血浆白蛋白　<30 g/L。

肾脏穿刺

首先排除继发性和遗传性疾病,才能确诊为原发性 NS;最好进行肾活检,做出病理诊断。

肾　结　石

临床症状

1. 无症状　多为肾盏结石,体检时行 B 超检查发现,尿液检查阴性或有少量红、白细胞。

2. 腰部钝痛　多为肾盂较大结石如铸形结石,剧烈运动后可有血尿。

3. 肾绞痛　常为较小结石,有镜下或肉眼血尿,肾区叩痛明显。疼痛发作时患者面色苍白、全身冷汗、脉搏快速微弱甚至血压下降,常伴有恶心呕吐及腹胀等胃肠道症状。

4. 排石史　在疼痛和血尿发作时,可有沙粒或小结石随尿排出。结石通过尿道时有尿流堵塞及尿道内刺痛感,结石排出后尿流立即恢复通畅,患者顿感轻松舒适。

5. 感染症状　合并感染时可出现脓尿,急性发作时可有畏寒、发热、腰痛、尿频、尿急、尿痛症状。

6. 肾功能不全　一侧肾结石引起梗阻,可引起该侧肾积水和进行性肾功能减退;双侧肾结石或孤立肾结石引起梗阻,可发展为肾功能不全。

7. 尿闭　双侧肾结石引起两侧尿路梗阻、孤立肾或唯一有功能的肾结石梗阻可发生尿闭,一侧肾结石梗阻,对侧可发生反射性尿闭。

8. 腰部包块　结石梗阻引起严重肾积水时,可在腰部或上腹部扪及包块。

实验室检查

1. 尿化验 可以看到有无尿糖、尿蛋白、红细胞、白细胞、结晶物、细菌等。

2. 血液检查 血常规若发现白细胞数过高表示可能有感染,也可抽血检查肾功能和血中的钙浓度。

影像学检查

1. X 线检查 X 线检查是诊断尿路结石最重要的方法。包括尿路平片、排泄性尿路造影、逆行肾盂造影,或做经皮肾穿刺造影等。

2. B 超检查 可对肾内有无结石及有无其他合并病变做出诊断,确定肾脏有无积水。尤其能发现 X 线透光的结石,还能对结石造成的肾损害和某些结石的病因提供一定的证据。但 B 超也有一定的局限性,它不能鉴别肾脏的钙化与结石,不能直观地了解结石与肾之间的关系,也不能看出结石对肾的具体影响,更重要的是 B 超不能对如何治疗结石提供足够的证据。

3. CT 检查 CT 检查是目前结石诊断的首选。CT 检查可显示肾脏大小、轮廓、肾结石、肾积水、肾实质病变及肾实质剩余情况,还能鉴别肾囊肿或肾积水;可以辨认尿路以外引起的尿路梗阻病变的原因,如腹膜后肿瘤、盆腔肿瘤等;增强造影可了解肾脏的功能;对因结石引起的急性肾功能衰竭,CT 能有助于诊断的确立。

4. 磁共振 尿路造影对诊断尿路扩张很有效。尤其是对肾功能损害、造影剂过敏、禁忌 X 线检查者。也适合于孕妇及儿童。

多　囊　肾

临床症状

1. 肾肿大　两侧肾病变进展不对称,大小有差异,至晚期两肾可占满整个腹腔,肾表面布有很多囊肿,使肾形不规则,凹凸不平,质地较硬。

2. 肾区疼痛　常为腰背部压迫感或钝痛,也有剧痛,有时为腹痛。疼痛可因体力活动、行走时间过长、久坐等而加剧,卧床后可减轻。肾内出血、结石移动或感染也是突发剧痛的原因。

3. 血尿　约半数患者呈镜下血尿,可有发作性肉眼血尿,此系囊肿壁血管破裂所致。出血多时血凝块通过输尿管可引起绞痛。血尿常伴有白细胞尿及蛋白尿,尿蛋白量少,一般不超过每天 1.0 g。肾内感染时脓尿明显,血尿加重,腰痛伴发热。

4. 高血压　为多囊肾的常见表现,在血清肌酐未增高之前,约半数出现高血压,这与囊肿压迫周围组织,激活肾素-血管紧张素-醛固酮系统有关。近 10 年来,Graham PC、Torre V 和 Chapman AB 等都证实本病肾内正常组织、囊肿邻近间质及囊肿上皮细胞肾素颗粒增多,并有肾素分泌增加。这些与囊肿增长和高血压的发生密切相关。换言之,出现高血压者囊肿增长较快,可直接影响预后。

5. 肾功能不全　个别病例在青少年期即出现肾衰竭,一般 40 岁之前很少有肾功能减退,70 岁时约半数仍保持肾功能,但高血压者发展到肾衰竭的过程大大缩短,也有个别患者 80 岁仍能保持肾脏功能。

6. 多囊肝　中年发现的多囊肾患者,约半数有多囊肝,60 岁以后约

70％。一般认为其发展较慢,且较多囊肾晚10年左右。其囊肿是由迷路胆管扩张而成。此外,胰腺及卵巢也可发生囊肿,结肠憩室并发率较高。

体格检查

体格检查时可触及一侧或双侧肾脏呈结节状。伴感染时有压痛,50％患者腰围增大。

临床分期

1. **发生期** 此病为遗传性疾病,一般出生即有囊肿,只是较小,不易查出,20岁以前一般不易发现,但家族中如有多囊肾病例,应早期检查,以及早观测到囊肿的生长状况。注意保养。

2. **成长期** 患者在30～40岁,囊肿将有较快的生长,医学上把这一时期称为成长期。成长期应加强观测,西医对这一时期的治疗没有任何办法,只是对症处理,如高血压等,这显得很被动。在这一时期仍应积极治疗,治疗的目的在于通过运用有较强活血化瘀作用的中药,使囊肿不再生长或延缓囊肿的生长速度,达到延长患者寿命的作用,也可以说这是中药活血化瘀延缓囊肿生长的关键时期。

3. **肿大期** 患者进入40岁以后,囊肿会有进一步的生长肿大,当囊肿超过4cm以后,到囊肿溃破前,称为肿大期。随着囊肿的扩大会出现较多的临床症状,如腰痛、蛋白尿、血尿、血压升高等,这时应当密切观测,在治疗上,这一时期是中西结合治疗的关键时期。可采用中药活血化瘀排毒泄浊,通过去除危害肾功能的囊液达到保护肾功能的目的,所以,多囊肾肿大期是中西医结合治疗保护肾功能的关键时期。

4. **破溃期** 如囊肿持续生长,在一些外因的作用下,会出现破溃,破溃之后就应该立即住院进行治疗了,积极控制感染,防止败血症和肾功能急性恶化,以利于其他对症处理。

5. **尿毒症期** 针对尿毒症治疗,保护肾功能,晚期行腹膜透析术或血液透析。

实验室检查

1. 尿常规　早期无异常,中晚期时有镜下血尿,部分患者出现蛋白尿。伴结石和感染时有白细胞和脓细胞。

2. 尿渗透压测定　病变早期仅几个囊肿时,就可出现肾浓缩功能受损表现,提示该变化不完全与肾结构破坏相关,可能与肾脏对抗利尿激素反应不良有关。肾浓缩功能下降先于肾小球滤过率降低。

3. 血清肌酐　随肾代偿能力的丧失呈进行性升高。内生肌酐清除率 Ccr 为较敏感的指标。

影像学检查

1. KUB 平片　显示肾影增大,外形不规则。

2. IVP　显示肾盂肾盏受压变形征象,肾盂肾盏形态奇特呈蜘蛛状,肾盏扁平而宽,盏颈拉长变细,常呈弯曲状。

3. B 超　显示双肾有为数众多之暗区。

4. CT　显示双肾增大,外形呈分叶状,有多数充满液体的薄壁囊肿。

糖尿病肾病

临床症状

患者常会伴有蛋白尿的出现,蛋白尿是糖尿病肾病的一个重要标志,大多数患者都会出现蛋白尿的现象。糖尿病肾病早期,尿中仅有微量白蛋白,为选择性蛋白尿,这种状态可持续多年。随糖尿病肾病的病情进展,患者开始出现持续性蛋白尿症状,肾小球的滤过率逐渐下降,肾脏病变严重程度也将进一步加重。

患者一般会出现轻度水肿,一旦患者出现明显的全身浮肿,则提示糖尿病肾病的病情呈持续进展状态。一般而言,糖尿病肾病患者出现身体水肿症状者超过患者群一半以上,这可能是由于糖尿病肾病患者尿中丢失大量蛋白而引起低蛋白血症所致。糖尿病肾病患者病程越长,引起水肿的糖尿病肾病并发症出现越多,其中20％左右的糖尿病患者会有肾病综合征出现。

患者大多都会出现高血压,高血压是糖尿病肾病晚期的症状,发生持续性蛋白尿时间较长的糖尿病肾病患者多出现高血压症状。初期,糖尿病肾病患者仅在运动后血压增高,当出现持续性蛋白尿时,血压多持续增高。高血压的出现将加速糖尿病肾病患者的肾功能恶化进展速度,故有效地控制高血压对糖尿病肾病患者而言十分重要。

患者一般都会出现肾衰竭,糖尿病一旦出现肾脏损害,其病变过程是进行性的,最终发展成为氮质血症、尿毒症。

糖尿病肾病分期

根据糖尿病肾病的病程和病理生理演变过程,Mogensen 曾建议把糖尿病肾病分为以下 5 期。

1. 肾小球高滤过和肾脏肥大期 这种初期改变与高血糖水平一致,血糖控制后可以得到部分缓解。本期没有病理组织学损伤。

2. 正常白蛋白尿期 肾小球滤过率(GFR)高出正常水平。肾脏病理表现为 GBM 增厚,系膜区基质增多,运动后尿白蛋白排出率(UAE)升高($>20 \mu g$/分钟),休息后恢复正常。如果在这一期能良好地控制血糖,患者可以长期稳定处于该期。

3. 早期糖尿病肾病期 又称"持续微量白蛋白尿期"。GFR 开始下降到正常,肾脏病理出现肾小球结节样病变和小动脉玻璃样变。UAE 持续升高至 $20\sim200 \mu g/min$ 从而出现微量白蛋白尿。本期患者血压升高。经 ACEI 或 ARB 类药物治疗,可减少尿白蛋白排出,延缓肾脏病进展。

4. 临床糖尿病肾病期 病理上出现典型的 K-W 结节。持续性大量白蛋白尿(UAE$>200 \mu g$/分钟)或蛋白尿每天>500 mg,约 30% 患者可出现肾病综合征,GFR 持续下降。该期的特点是尿蛋白不随 GFR 下降而减少。患者一旦进入 Ⅳ 期,病情往往进行性发展,如不积极加以控制,GFR 将平均每月下降 1 ml/分钟。

5. 终末期肾衰竭 GFR<10 ml/分钟。尿蛋白量因肾小球硬化而减少。尿毒症症状明显,需要透析治疗。

以上分期主要基于 1 型糖尿病肾病,2 型糖尿病肾病则不明显。

蛋白尿与糖尿病肾病进展关系密切。微量白蛋白尿不仅表示肾小球滤过屏障障碍,同时还表示全身血管内皮功能障碍,并发现其与心血管并发症密切相关。糖尿病肾病的肾病综合征与一般原发性肾小球疾病相比,其水肿程度常更明显,同时常伴有严重高血压。由于本病肾小球内毛细血管跨膜压高,加之肾小球滤过膜蛋白屏障功能严重损害,因此部分终末期肾衰竭患者亦可有大量蛋白尿。

高血压肾病

临床表现

年龄多在 40～50 岁以上,高血压病史 5～10 年以上。早期仅有夜尿增多,继之出现蛋白尿,个别病例可因毛细血管破裂而发生短暂性肉眼血尿,但不伴明显腰痛。常合并动脉硬化性视网膜病变、左心室肥厚、冠心病、心力衰竭、脑动脉硬化和(或)脑血管意外史。病程进展缓慢,少部分渐发展成肾功能衰竭,多数肾功能常年轻度损害和尿常规异常。恶性高血压者舒张压需超过 120 mmHg,伴有明显心脑合并症且迅速发展,大量蛋白尿,常伴有血尿,肾功能进行性减退。

辅助检查

1. 体检　一般血压持续性增高(140/90 mmHg 以上);有的眼睑和(或)下肢浮肿、心界扩大等;多数动脉硬化性视网膜病变,当眼底有条纹状、火焰状出血和棉絮状的软性渗出,支持恶性肾小动脉硬化症诊断。伴有高血压脑病者可有相应的神经系统定位体征。

2. 尿检　多为轻中度蛋白尿,24 小时定量多在 0.5～1.0 g。镜检有形成分(红细胞、白细胞、透明管型)少,可有血尿;早期血尿酸升高,尿 NAG 酶、β_2- MG 增高,尿浓缩-稀释功能障碍;Ccr 多缓慢下降,血尿素氮、肌酐升高。肾小管功能损害多先于肾小球功能损害。

影像学检查

肾脏早期多无变化,发展致肾功能衰竭时可出现肾脏不同程度缩小;核素检查早期即出现肾功能损害;心电图常提示左心室高电压;胸部X线或超声心动图常提示主动脉硬化、左心室肥厚或扩大。

紫癜性肾炎

临床症状

1. 肾外症状

(1) 皮疹：为本病首发和主要临床表现,表现发生在四肢远端、臀部及下腹部,多对称性分布,稍高于皮肤表面,可有痒感,1~2 周后逐渐消退,常可分批出现。从紫癜到肾脏损害间隔时间少于 2 周。

(2) 关节症状：是本病常见症状,特点为多发性、非游走性,多发于踝关节的关节痛。

(3) 胃肠道症状：常可见到,主要表现为腹痛、腹部不适以及腹泻。常见部位为脐和下腹部。腹痛有时可表现为阵发性肠绞痛。

(4) 其他：淋巴结肿大,肝脾肿大及神经系统受累,如头痛、抽搐和行为异常等。

2. 肾脏表现　主要表现为尿异常,表现蛋白尿、血尿,部分患者有肾功能下降。

肾穿病理检查

肾小球系膜病变,光镜下局灶节段性或弥漫性系膜增生,毛细血管袢纤维素样坏死。

免疫病理以 IgA 颗粒样弥漫性肾小球沉积为其特征。

狼疮性肾炎

临床表现

1. 全身表现　间断发热,颧部红斑(蝶形红斑),盘状红斑,光过敏,口腔溃疡,关节炎,浆膜炎,神经系统异常(抽搐或精神病)。

2. 肾脏表现　单纯性血尿或蛋白尿,血尿、蛋白尿伴水肿、腰酸或高血压,即肾炎样表现;大量蛋白尿、低蛋白血症、水肿,即肾病综合征样表现;血尿、蛋白尿伴肾功能急剧减退,呈急进性肾炎表现;肾间质病变;慢性肾功能衰竭。

实验室检查

1. 尿常规检查　可有不同程度的尿蛋白、镜下血尿、白细胞、红细胞及管型尿。

2. 溶血性贫血　白细胞计数$<4.0\times10^9/L$,血小板$<100\times10^9/L$,血沉较快。

3. 免疫学检查　血清多种自身抗体阳性,γ-球蛋白显著增高,血循环免疫复合物阳性,低补体血症。

4. 重型活动性狼疮性肾炎　伴有可逆性的Ccr不同程度下降、血尿素氮和肌酐升高;终末期狼疮性肾炎Ccr明显下降和血清肌酐、尿素氮显著升高。

肾穿病理检查

1. 肾小球损害为主　免疫病理 IgG 呈强染色,常伴 IgM 及 IgA,补体 C3、Clq 及 C4 也多强阳性。部分患者呈"满堂亮"表现。

2. 肾小管损害为主　肾小管萎缩,严重时甚至坏死,小管基底膜增厚,电子致密物沉积于基底膜。免疫病理可见小管基底膜及间质小血管壁有 IgG、C3、Clq 沉积。

影像学检查

B 超示双肾增大提示急性病变,双肾缩小提示慢性肾功能衰竭。

慢性肾脏病(CKD)

　　由于高血压、糖尿病、代谢性疾病等发病率的上升和人口老龄化,CKD全世界范围内发病率明显升高,因此 CKD 的防治也必须整合全球的资源,避免重复工作,以最大效率改善 CKD 的预后,提高其治疗效果。为此,2003年成立了国际性组织 KDIGO(Kidney Disease：Improving Global Outcome),相继召开了"慢性肾脏病定义、分类、评价方法"和"慢性肾脏病是世界共同的公共卫生问题：对策和倡议"等专题会议;确立《K/QODI 慢性肾脏病临床实践指南》作为全球性慢性肾脏病防治的指导性文件,并鉴于各国地域、民族、经济、生活习惯等的特异性,提出"基于国际共同证据,制定适合各国特点的行动方针"。在此基础上,英国、加拿大、澳大利亚、日本及欧洲等国也相继制定了本国的慢性肾脏病防治临床指南,为的是促进医务人员、卫生部门和政府决策者对慢性肾脏病的重视,强化个人和家庭对慢性肾脏病相关知识的了解,从而减少这个沉默的"杀手型"疾病对个人和社会的影响,号召及激励全世界为遏制慢性肾脏病而努力。

　　常见 CKD 包括：肾小球肾炎、肾小管间质性疾病、肾血管性疾病以及遗传性肾脏疾病等多种类型。我国目前仍以原发性肾小球肾炎较为常见(尤以 IgA 肾病最为多见),其次为高血压肾小动脉硬化、糖尿病肾病、慢性间质性肾炎以及多囊肾等。但近年来伴随人口老龄化及人们生活方式的变化,糖尿病肾病、高血压肾小动脉硬化的发病率有明显升高。

　　大多数 CKD 患者早期可完全没有症状或者症状较少,随着病情的进展,可逐渐出现不同程度的各种症状。早期可表现为经常疲劳、乏力,眼睑、颜面、下肢(尤其踝关节)水肿,尿中大量泡沫,尿色异常,排尿疼痛或困难,夜间排尿次数增多;出现肾功能不全时,慢性肾病的各种症状逐渐明显,出现疲倦乏力、食欲减退、恶心呕吐、腰痛、夜尿增多、全身水肿、血压升高、呼气带尿味、骨痛、皮肤瘙痒、肌肉震颤、手脚麻木、嗜睡、反应迟钝等表现;化验检查可发现贫血、血 BUN 和 SCr 浓度升高等;进入尿毒症晚期时,上述各种症状继续加重,导致心、肝、肺等多脏器功能衰竭,死亡率极高。

CKD 定义

各种原因引起的慢性肾脏结构和功能障碍(肾脏损害病史大于 3 个月),包括肾 GFR 正常和不正常的病理损伤、血液或尿液成分异常,及影像学检查异常,或不明原因每分钟 GFR 下降(<60 ml/1.73 m^2)超过 3 个月,即为 CKD。

CKD 分期

近年来,美国肾脏病基金会 K/DOQI 专家组对 CKD 的分期(表 3-1)方法提出了新的建议,如下表所示,该分期方法将每分钟 GFR $\geqslant 90$ ml/1.73 m^2 且伴有肾病的患者视为 1 期 CKD,其目的是为了加强对早期 CKD 的认知和早期防治。

表 2　慢性肾脏病的分期

分期	描　　述	每分钟 GFR(ml/1.73 m^2)	说　　明
1	肾损伤指标(+),GFR 正常	>90	GFR 无异常,重点诊治原发病
2	肾损伤指标(+)GFR 轻度降	$60\sim89$	减慢 CKD 进展,降低心血管病风险
3	GFR 中度降	$30\sim59$	减慢 CKD 进展,评估治疗并发症
4	GFR 重度降	$15\sim29$	综合治疗,治疗并发症
5	肾衰竭	<15 或透析	透析前准备及透析治疗

CKD 常见诱因

CKD 的病因主要有原发性肾小球肾炎、高血压肾小动脉硬化、糖尿病肾病、继发性肾小球肾炎、肾小管间质病变(慢性肾盂肾炎、慢性尿酸性肾病、梗阻性肾病、药物性肾病等)、缺血性肾病、遗传性肾病(多囊肾、遗传性肾炎)等。在发达国家,糖尿病肾病、高血压肾小动脉硬化已成为 CKD 的主要原因;在我国,这两种疾病在各种病因中仍位居原发性肾小球肾炎之后,但近年也有明显增高趋势。据有关统计,美国成人(总数约 2 亿)CKD 的患病率已高达 11.3%。据我国部分报告,CKD 的患病率约为 10%。CKD 的易患因素主要有:年龄(如老年)、CKD 家族史(包括遗传性和非遗传性肾病)、糖尿病、高血压、肥胖-代谢综合征、高蛋白质饮食、高血脂症、高尿酸血症、自身免疫性疾病、泌尿系感染或全身感染、肝炎病毒(如乙型或丙型肝炎病毒)感染、泌尿系结石、尿道梗阻、泌尿系或全身肿瘤、应用肾毒性药物史、心血管病、贫血、吸烟、出生时低体重等。其他危险因素有环境污染、经济水平低、医保水平低、教育水平低等。

CKD 常见症状

在 CKD 的不同阶段,其临床表现也各不相同。在 CKD3 期之前,患者可以无任何症状,或仅有乏力、腰酸、夜尿增多等轻度不适;少数患者可有食欲减退、代谢性酸中毒及轻度贫血。CKD3 期以后,上述症状更趋明显,进入肾衰竭期以后则进一步加重,有时可出现急性心力衰竭、严重高钾血症、消化道出血、中枢神经系统障碍等,甚至会有生命危险。

1. 胃肠道症状　最常见的是胃肠道症状,主要表现有食欲不振、恶心、呕吐、口腔有尿味。

2. 胃与十二指肠炎症、溃疡、出血　胃与十二指肠炎症、溃疡、出血较常见,其发生率比正常人增高。

3. 肾性贫血和出血倾向　大多数患者一般均有轻、中度贫血,其原因主要由于红细胞生成素缺乏,故称为肾性贫血。

4. **肺水肿等** 体液过多或酸中毒时均可出现气短、气促等呼吸系统症状,严重酸中毒可致呼吸深长。体液过多、心功能不全可引起肺水肿或胸腔积液。部分重症患者可伴有尿毒症、肺水肿、尿毒症胸膜炎、尿毒症肺钙化等。

5. **心血管病变** 心血管病变是 CKD 患者的主要并发症之一和最常见的死因。随着肾功能的不断恶化,心力衰竭的患病率明显增加,至尿毒症期可达 65%～70%,心力衰竭是尿毒症患者最常见的死亡原因。血液透析患者的动脉粥样硬化和血管钙化程度比透析前患者更重,动脉粥样硬化往往发展更为迅速。尿毒症性心肌病主要与代谢废物的潴留和贫血等因素有关,心包积液在 CKD 患者中也相当常见。

6. **神经肌肉系统症状** 神经肌肉系统症状在 CKD 早期可有失眠、注意力不集中、记忆力减退等。随着病情的进展常有反应冷漠、惊厥、幻觉、嗜睡、昏迷、精神异常等。周围神经病变也比较常见。低血钙症、高磷血症、活性维生素 D 缺乏等可诱发继发性甲状旁腺功能亢进(简称甲旁亢);上述因素又能导致肾性骨营养不良(即肾性骨病),包括纤维囊性骨炎(高周转性骨病)、骨软化症(低周转性骨病)、骨生成不良、骨质疏松症及混合性骨病。

7. **内分泌功能紊乱** CKD 患者常出现内分泌功能紊乱,肾脏本身内分泌功能紊乱,包括:$1,25(OH)_2$维生素 D_3、红细胞生成素不足和肾内肾素-血管紧张素Ⅱ水平升高;还可以引起下丘脑-垂体内分泌功能紊乱:如催乳素、促黑色素激素(MSH)、促黄体生成激素(FSH)、促卵泡激素(LH)、促肾上腺皮质激素(ACTH)等水平增高;大多数患者均有继发性甲旁亢、胰岛素受体障碍、胰高血糖素升高等,约 1/4 患者有轻度甲状腺素水平降低;有些患者可伴有皮肤症状,如色素沉着、钙沉着、瘙痒、出汗困难、溃疡等。部分患者可有性腺功能减退,表现为性腺成熟障碍或萎缩、性欲低下、闭经、不育等,可能与血清性激素水平异常、尿毒症毒素作用、某些营养素(如锌)缺乏等因素有关。

实验室检查

大多数慢性肾病患者早期没有症状或症状较轻,因此,早期化验检查就显得非常重要。要想做到早期检查,关键就是要坚持每年定期筛查,即使没有症状,一般也需每年筛查 1 次尿常规、肾功能等。如果已有高血压、糖尿病等,则应每年定期检查尿常规、肾功能等项目 2 次或 2 次以上(根据病情);如果已经有某些症状,则应当及时或尽早去医院做较全面的检查。常见的检查项目如下。

1. 尿常规 尿常规是对泌尿系统有无病变、病变性质及程度的最简便的检查。其中包括:① 尿蛋白(Pro):尿 Pro 阳性常由肾病导致,但血浆蛋白过多、剧烈运动、发热、心力衰竭、心包积液和药物等也可能引起尿 Pro 阳性。② 葡萄糖(Glu):尿糖阳性提示肾小管重吸收功能下降或糖尿病。血糖正常、尿糖阳性时,称为"肾性糖尿",说明肾小管重吸收葡萄糖功能异常(葡萄糖从肾小管漏出去),并非糖尿病。③ 红细胞(ERY):尿红细胞阳性称为"血尿"。血尿轻者肉眼不能发现,须经显微镜检查方能确定,称"镜下血尿";血尿重者尿呈洗肉水色甚至血色,称为"肉眼血尿"。"血尿"常见于肾小球肾炎、泌尿系感染、泌尿系结石,有时也可见于泌尿系的肿瘤、囊肿、畸形、外伤等。④ 白细胞(LEU):新鲜中段尿液检查,如有白细胞(+～++++)出现,则常提示有尿路感染,有时也可提示非感染性肾小管间质病变。⑤ 其他影响因素:药物或食物可改变尿液颜色及酸碱度;大量饮水后尿液稀释,可影响尿比重及其他项目;女性患者月经期及月经前后 2～3 天内验尿,可影响尿液结果。

2. 尿红细胞形态检查 如果发现尿异形红细胞>80%,应考虑血尿来自肾小球。

3. 血 SCr 浓度

4. 肌酐清除率

5. 24 小时尿蛋白定量 正常值<0.2 g/24 小时。如 24 小时尿蛋白定量增多,可反映肾小球或肾小管病变程度。该检查比尿常规、尿蛋白检查更为准确,因而能更好地反映病情。但是尿液留取不足 24 小时、尿中混有异物、当日进食大量蛋白质会影响检查结果。

6. 尿微量白蛋白定量 是检查尿中微量白蛋白排出率,正常值为

<20 g/分钟或 <30 mg/24 小时。若结果为 $20\sim200$ g/分钟或 $30\sim$ 300 mg/24 小时,则可确定为微量白蛋白尿。该项检查能灵敏地测定尿中微量白蛋白,是判断早期肾损害的敏感指标之一。对于高血压、糖尿病、反复长期尿路感染、药物中毒等患者,应定期检测尿微量白蛋白,以便尽早发现疾病损害。

7. 尿低分子蛋白　主要有 β_2-微球蛋白、β_1-微球蛋白、转铁蛋白、轻链蛋白等。尿低分子量蛋白是一组能够经肾小球自由滤过,而在近端肾小管全部重吸收的蛋白质,此组蛋白尿排出增加是肾小管功能受损的标志。常见于各种肾小管间质性肾炎,如慢性肾盂肾炎、高血压性肾损害、尿酸性肾病、肾小管酸中毒、药物性肾损害等。

8. 尿渗透压　正常值 $600\sim1\,400(\mathrm{mOsm/kg\cdot H_2O})$。尿渗透压测定值较尿比重更可靠,其水平降低表示肾小管浓缩功能减退。

9. 清洁中段尿细菌培养及药物敏感试验　了解泌尿系感染的病原菌种类,为临床选用抗生素提供依据。

10. 尿液病理检查　了解有无泌尿系统肿瘤以及肿瘤细胞的分类。

影像学检查

1. B 型超声检查　可以了解肾脏大小、形态、有无结石、肿瘤、囊肿、肾盂积水、尿路梗阻、先天畸形等病变。

2. 肾图和肾动态显像　了解左右两肾各自的肾脏血流量、肾小球滤过功能、肾脏排泄功能,以及提示有无肾动脉狭窄。

3. 静脉肾盂造影　观察泌尿系统各器官的结构和功能,了解尿路的病变特点和性质。

4. 肾脏 CT 和核磁共振成像(MRI)　CT 和 MRI 检查能查出普通 X 线不能检查出的细小钙化、结石;同时可确定肾脏病变的部位、性质或先天性发育异常;还可以辅助诊断肾肿瘤、肾结核、肾囊肿等。MRI 分辨率更高,对人体损害极轻。

肾脏病的防治策略

肾脏病的自我预防与保健

肾脏病的自我预防

1. 控制饮食结构　避免酸性物质摄入过量,加剧酸性体质。饮食的酸碱平衡对于肾病的治疗及并发症的防治是非常重要的一个环节。饮食方面要多吃富含植物有机活性碱的食品,少吃肉类,多吃蔬菜。

2. 参加有氧运动　适当锻炼身体,在阳光下多做运动多出汗,可帮助排除体内多余的酸性物质,从而预防肾病的发生。

3. 保持良好的心情　不要有过大的心理压力,压力过重会导致酸性物质的沉积,影响代谢的正常进行。适当的调节心情和自身压力可以保持弱碱性体质,从而预防肾病的发生。

4. 生活要规律　生活习惯不规律的人,如彻夜唱卡拉 OK、打麻将、夜不归宿等生活无规律,都会加重体质酸化,容易患糖尿病。应当养成良好的生活习惯,从而保持弱碱性体质,使肾病远离自己。

5. 远离烟、酒　烟、酒都是典型的酸性食品,毫无节制的抽烟喝酒,极易导致人体的酸化,使得肾病有机可乘。

6. 勿食被污染的食物　如被污染的水、农作物、家禽鱼蛋等,要吃一些绿色有机食品,要防止病从口入。

7. 禁房事　肾病患者应禁房事,即使治愈后仍禁半年至 1 年,如对具体情况不清楚,一定要及时询问医生且遵医嘱。

8. 不可轻视防感冒　感冒属全身性疾病,能使免疫功能下降,常继发感染。据报道,因感冒而使近 40% 的慢性肾炎症状加重,而慢性肾炎是慢性肾功能衰竭第一位的原发性疾病。故在日常生活中应十分重视预防感冒。

9. 劳逸结合重休息　研究表明，人劳累后，体内代谢产物增多，增加肾脏工作量，对肾病患者是不利的，可使病情加重。故劳逸结合，避免过劳，适当休息有利肾脏功能康复。

10. 不要随便乱用药　有些药物（包括某些中药）对肾脏有毒性作用，而慢性肾功能衰竭患者中，有一部分病例是与肾毒性药物有关。故患者不能自己随意服用消炎、镇痛药，如庆大霉素一类抗生素，含钾、汞的药物及中药的苍耳子、雷公藤、草乌等过寒过热的中药。

11. 调整饮食助营养　慢性肾病患者一般都伴有营养不良，因而在饮食上应调整好，以鸡蛋、牛奶、瘦肉、新鲜蔬菜等食物为宜，并避免吃"发物"的食物，如狗肉、虾、螃蟹等，同时应忌烟禁酒。

肾脏病患者的自我保健

1. 运动康复

(1) 动静结合：一般体质虚弱、老年人、手术后患者，在康复期以休息为主，有助于保持体力，加快脏腑功能恢复。可适当活动，如：听音乐、唱歌、下棋、读书、观看文艺节目等。每天清晨散步、打太极拳、做体操等。

(2) 运动健身：老年人可选用步行、慢跑、爬坡、上下楼梯及打太极拳或钓鱼、气功等放松性运动。应在晨起后，选择空气清新的地方坚持 1 小时左右，要注意每天定时、定量、有规律的运动，坚持不懈。运动健身注意防止跌倒，运动量不可过大。运动后可适当按摩，放松肌肉。

(3) 气功调神：气功锻炼的具体方法，用意志来调控体内的生理活动，以心意练功而发挥机体积极的作用，从而抵御情绪的干扰。护理人员要注意与被练者情志状态相吻合，使气功疗法获得更满意的疗效。

2. 保健功法

(1) 叩齿：上下牙齿轻叩如嚼物样，连续叩 24 次。此种功法可起固齿、改善局部血液循环、预防疾病的作用。

(2) 搅海、漱津：先用舌头在口内、牙齿上下左右个运转 12 次，然后，舌抵上颚，使唾液增多。用于治疗口苦、口干、口腻、咽痛、消化不良、食欲不振等。

(3) 头部疏松功：以两手示指自印堂穴向上延眉梢左右按摩至百会、风池等穴各 12 次，用于治疗头痛、头晕、头胀、耳鸣等，并能提神、健脑。

(4) 揉丹田：用手指循时针运转方向按摩腹部，左右交替各 24 次，用于治疗脘腹胀痛、胃纳不佳、大便干燥等。

(5) 舒筋松骨：平伸两腿坐于床上，足尖朝上，低头、伏身向前，两手掌轻拍足心 12 次，其间用手轻拍大腿数次。能舒筋活络，治疗腰腿痛等。

(6) 双手揉腰：先将两手掌合拢摩擦发热，再以发热的手掌揉两侧腰部 24 次。用于治疗腰痛、肾虚、带下和痛经。

(7) 按摩三阴交、神门穴：双腿盘坐，右手按摩左三阴交，左手按摩右三阴交，左右交替进行，左手擦左神门，右手擦右神门，能安神，治失眠。

3. 散步好处多　在春夏之季，由寒转暖，由暖转暑，万物新生风茂，人们要早起去户外散步，使阳气更充沛。散步是一种动静结合锻炼身体而达到延年益寿的好方法，散步的好处很多。

(1) 散步能增加血管的弹力，减少血管壁破裂的可能。

(2) 散步能增强肌肉的力量和促进血液循环，使人体更好地进行新陈代谢。

(3) 散步能增强对紧张的防忍耐力，心情开朗愉快而不易发生心慌、心悸。

(4) 散步能心脏功能，使心跳慢而有力，更好的应付紧急情况。

(5) 散步能减少脂肪和胆固醇在动脉壁上积聚的可能性。

(6) 散步能减少血凝块的形成，因而减少了心肌梗死的可能性。

(7) 散步能降低血糖，减少血糖转化成三酰甘油的机会。

(8) 散步能减少人体脂肪，降低血压，而肥胖和高血压患者往往易得心脏病。

(9) 散步能减少激素的产生，过多的肾上腺素会引起动脉血管疾患。

(10) 散步能增强消化功能,解除食后闷胀、消化不良,便秘之症。

4. 有规律的排便可使血压稳定 不要认为"便秘没什么大不了",特别是高血压和高龄的人,更应注意,这是因为便秘者在排便时要多用力,从而使血压升高。再则,大便秘结不通,会因腹胀难受而引起心情焦躁不安,这也会对血压产生不良作用。

如何防止便秘? 首先应该把生活规律化,早晨应安排充裕时间定时排便。经常参加体育活动,每天多吃一些带纤维素的水果蔬菜。如有内热重者,每天早上空腹喝 1 杯盐汤,以达到泻火通便。年老体虚便干秘结者,将芝麻研碎,冲在豆浆内,以达到润肠通便;也可用自己的手掌,以脐为中心,按顺时针及逆时针方向各按摩 50～100 次,促进肠蠕动以促进排便。有的人因为害怕便秘,不敢进食,这未免因噎废食,要知道吃东西的刺激也会引起便意,这是生理现象。

5. 人体保健的最佳时间

(1) 睡眠的最佳时间:21～22 点。起床的最佳时间:早晨 5～6 点是生物钟高潮期,体温升高,此时起床会感到精神抖擞。

(2) 饮水的最佳时间:早晨起床后喝一杯水可补充体内水分,有洗涤肠胃的作用,餐前 1 小时饮 1 杯水,有助于消化液分泌和促进食欲。

(3) 散步及减肥的最佳时间:饭后 45 分钟以每小时 4～8 km 速度散步 20 分钟,有利于减肥。

(4) 锻炼身体的最佳时间:冬春季节锻炼时间应避免早晨 6～7 点钟,夏秋季节 5～6 点,气候凉爽,空气清新,锻炼效果较好。平时,在上午 10 时,下午 3 时,做一做健身操,也可放松身心,有益身体健康。

6. 节日保健 对患有慢性肾病的患者而言,节日长假里各种不规律的生活起居可能会加重肾病病情,从而出现水肿、高血压、尿频、泡沫尿、腰痛等症状。因此,在欢度节日的同时,也要注意合理安排饮食、生活起居等,以谨防肾脏"受累"。

【肾脏"受累"四诱因】

(1) 过度忙碌:在春节前后这段时间里,人们为了迎接新的一年的到来,往往忙得不亦乐乎,置办年货、走亲访友、通宵娱乐等,使人疲惫不堪,尤其是慢性肾病患者,更容易积劳成疾。肾脏是一个强大的排毒器官,其主要功能是将机体所产生的代谢物,经过滤重吸收后,把代谢的废物排出体外。然而,对于肾病患者来说,春节期间的忙碌,只会加重肾脏代谢的负担,引起肾病病情反复。

(2) 过度饮食:新春佳节,家宴不断。大鱼大肉、山珍海味,可谓应有尽有,面对如此多的美味,加上节日中喜庆氛围的熏染,让很多肾病患者一时忘乎所以,忘了医生的嘱咐,放松了对入口食物的警惕,结果过量饮食给肾脏带来了超负荷的工作量,加重肾脏的代谢负担,引起肾病病情反复,这其中以高脂肪、高蛋白质和高盐分的"三高"食品居多。另外,喝酒也会加重肾脏负担,有些肾病患者明知喝酒对血压和肾脏不利,却因为"过节了,破例一回"而接受了敬酒。然而,恰恰是这"破例一回",导致了肾病复发的严重后果。

(3) 过度兴奋:春节期间,在外辛苦工作了一年的子女们终于和父母团聚,老年人们从心底里高兴,容易造成精神过度兴奋。再加上亲戚朋友来访,难免会熬夜娱乐,比如一家人聚在一起打打麻将、看看电视等,而这些娱乐性的活动往往会使人"忘情",一时情绪过于激动,导致心跳加快、血压增高,那对于患有高血压肾病、肾衰竭合并心脏病的肾病患者尤其不利,极可能因为这一刹的不小心引起肾病病情反复。

(4) 罹患感冒:冬天气候寒冷是感冒的多发季节,加上节日期间走亲访友互动多,休息少,体质下降,罹患感冒的概率大大增加。研究证实,感冒是导致肾病患者肾脏损伤最主要的因素之一。患有慢性肾炎的患者感冒当天或次日会使病情复发或加重,肾脏加剧损伤。急性肾炎一般易在感冒后的 10～11 天出现,症状显示为浮肿、尿血,如果检测肾功能,有可能会使肌酐、尿素氮升高。很多患有慢性肾炎的患者都在看完感冒后就不得不"转战"肾内科,还有不少隐匿的肾病患者则是在感冒中被诱发发病。

【谨防肾病四要点】

(1) 量力而行,勿过劳过逸:肾病患者,在节日期间注意不要太过劳累,对于购物、串门、娱乐等活动要量力而行,以身体不感到疲劳为度。但同时也要注意开展适度的活动。由于天气冷或担心病情复发而整天待在家里或卧床休息也不是合理的做法。这样会使肾脏血流减缓,加重瘀滞等情况。在节日期间最好坚持合理的运动锻炼。这样一方面增强抵抗力,防止感冒;另一方面加强肾脏血液流通,有助于损伤修复。肾病患者的锻炼方式以步行为主,天气晴朗时尽量参加户外运动,不适合户外运动时也应该在室内散步,不要整日卧床。

(2) 注意保暖,严防感冒:春节期间气候寒冷,是容易引起血压大幅度波动的时段。此时应注意监测气温,注意天气预报,为自己节日期间的出门做好充分的保暖措施,如外出时戴好围脖、口罩等;同时还应注意少去人多热闹的地方,避免交叉感染。当然,年老体弱的肾病患者应尽量减少外出,以减少感冒发生的概率。另外,有很多肾病患者的感冒属于轻微型,这是由于身体免疫功能降低,不会出现发烧、头痛等明显的感冒症状,只会出现怕冷怕风、咽喉痒痛等轻微不适感觉,这些往往不易引起患者重视,但实际上对肾脏的损伤同样重要。所以,过节期间,患者一定要注意自身细微的症状,一旦出现,应赶紧去医院看病,尤其是一些患有尿毒症、糖尿病肾病的患者更要注意。

(3) 严格控制"三高"饮食:节日期间,亲朋好友欢聚一堂,人们一高兴难免会多吃,但是肾病患者在与亲朋好友聚餐的时候,要注意自己的健康,尤其是高蛋白质、高钠、高脂肪的食物要严格控制。钠盐摄入:一般以每天食盐量不超过 2 g 为宜,禁用腌制食品,少用味精及食碱;蛋白质摄入:在无肾功能衰竭时,可以较高的优质蛋白质饮食,如鱼肉类等,对于慢性肾病综合征患者应摄入较少量优质蛋白质,至于出现慢性肾功能损害时,则应低蛋白质饮食;脂肪摄入应限制动物内脏、肥肉、某些海产品等富含胆固醇及脂肪的食物摄入。

(4) 按摩穴位以护肾:中医认为,人体有四大补肾养肾穴位,经常按摩这几个穴位,可达到补肾保元的功效。气海穴:位于人体的前正中线上肚脐下面 1.5 寸,也就是 2 个横指的距离。可每天按揉 10 分钟左右;

肾俞穴：肾俞一共有2个穴,位于我们平常所扎的皮带和腰椎交叉处向上约四指的地方,可用手掌拍打背后的肾俞穴,每次拍打几十次;涌泉穴：位于足掌前掌弯曲的地方,在凹陷的地方正好是涌泉穴。经常按摩涌泉穴,可以使人肾精充足、耳聪目明、精力充沛;太溪穴：位于足的内踝后面到正中间的位置。经常按揉太溪穴,每次每个穴位5分钟左右便可,另外,下午5～7点时按摩的效果更好,按揉时可用对侧手的拇指按揉,也可以使用按摩棒或光滑的木棒按揉。

肾脏病的护理

肾脏疾病需要积极配合治疗,同时必要的护理也影响着疾病的进程和预后。

慢性肾功能衰竭的护理

1. 一般护理

(1) 病室环境:病室环境安静舒适,空气清新。

(2) 休息与活动:病情发作期注意休息,并发心力衰竭卧床休息,缓解期适当活动。

(3) 情志调护:保持情绪稳定,避免紧张、恼怒、恐惧等不良刺激。

(4) 给药护理:按时定量服药,观察用药后的反应,尤其是心血管药物和利尿药等。

(5) 病情观察:观察患者生命体征、主诉症状、二便情况等,及时发现病情变化。

2. 饮食调护

(1) 蛋白质的摄入:限制蛋白质的摄入,减轻健存肾单位的高灌注情况。蛋白质应为优质蛋白质,避免含植物蛋白质含量高食物的摄入。初期:优质蛋白质摄入每天<0.6 g/kg;晚期:每天 20~25 g/kg。进行血液净化治疗的患者,不必严格限制蛋白质的摄入。

(2) 水钠的摄入:有水肿、高血压存在或心力衰竭患者,应限制水钠的摄入。血液透析患者限制水分的摄入。

(3) 其他营养素的摄入:蔬菜、水果通常不限制,但有高血钾倾向者应避免过多摄入含钾较高的水果,如:香蕉、橘橙等。

3. 中药保留灌肠的护理

(1) 中药药液温度适宜:应在 38～40℃。过烫会导致腹痛,并可能损伤直肠黏膜;过冷则会刺激肠蠕动,导致痉挛疼痛、腹泻。

(2) 插入肛管动作要轻,同时嘱患者深呼吸、肌肉放松,以免引起疼痛;插入深度 10～15 cm。

(3) 灌入药液速度不可过快,尤其老年患者应缓慢注入,以免肠容量短时间内增加过快,患者无法适应。灌入量以 150～200 ml 为宜。

(4) 药液保留时间为 1～2 小时。

4. 腹膜透析的护理

(1) 严格执行无菌操作技术:① 操作前应确定透析液包装无破损漏气,透析液无混浊、污染。② 腹透伤口每天换药,保持创口敷料清洁干燥;每天清洁导管周围皮肤,无感染灶。③ 每次腹透结束,腹透管连接口应以碘伏帽封好。

(2) 腹透液温度保持 37～38℃为宜。温度过低,会导致腹膜血管收缩,清除率降低;过高,则会导致发热、腹痛和出汗。

(3) 腹透管应排空气体,以免形成空气栓塞致引流不畅。

(4) 灌入腹透液或排出液体速度不可过快,以免引起腹痛。

(5) 引流不畅而体外导管无扭曲时,可轻压腹部或稍移动导管方向;无效时,及时通知医生,并用肝素 5 mg 或尿激酶 5 000～10 000 u 溶液注入透析管并留置 30～60 分钟。

(6) 若出现腹痛及腹部压痛,腹腔透出液混浊、发热等腹膜炎症状时,及时报告医生处理。

5. 血透血管通路的护理

(1) 各种静脉插管术的护理:① 行静脉插管术时,若局部出现瘀血或出血时,可适当予以冷敷;若血肿增大或出血较多时,及时报告医生处理。② 保持创口敷料干燥,做到每天更换;遇有污染及时更换,尤其骨静脉插管处敷料易被尿液、粪便污染而引起感染,故应特别注意。③ 每次使用插管通路完毕,应以肝素帽封管,并关好控制开关,以免血液凝固形成静脉栓塞。④ 插管外露部分应充分固定,以免活动牵引致患者局部疼痛。

(2) 动静脉内瘘的护理:① 初期应保持造瘘手臂与心脏位置同一水平,避免下垂致胀痛不适。夜间睡眠时应健侧卧位,以免压迫影响供血。② 保持创口敷料干燥,若潮湿、渗血及时更换。③ 平常衣着袖口宽松,避免压迫瘘口。经常检查是否可扪及"猫喘"样搏动。④ 经常注意手腕部的锻炼,以保证充足的血流量。⑤ 每次穿刺血透完毕,应压迫局部30分钟后以松紧带缚好,1小时后无出血时再松开。⑥ 平时应避免在造瘘侧肢体进行静脉穿刺与测量血压。

肾病综合征的护理

1. 一般护理

(1) 病室环境:保持病室安静、舒适、空气流通,避免和感染性患者同居一室。有条件时每天紫外线空气消毒1次。

(2) 休息与活动:疾病发作期应卧床休息,保持适当的床上或床旁活动以防肢体血栓形成;疾病缓解后可适当增加活动,以使气血调畅,减少并发症,增加机体抗病力。

(3) 情志调护:经常关心患者,根据其年龄、心理状态给予针对性的心理护理,使患者能逐步接受并不短暂的角色和面目形象等改变,树立与疾病长期斗争并战胜疾病的信心。

(4) 预防感染:减少与外界接触以防外源性感染;进行医疗护理操作时应保持无菌,严格执行操作规程;做好皮肤护理,保持皮肤的完整性,预防损伤和感染;保持床铺的清洁干燥,预防褥疮形成;做好口腔护理,防止口腔炎及口腔溃疡的发生;注意饮食及餐具卫生,预防胃肠道感染。

(5) 病情观察:① 注意观察体温(T)、呼吸(P)、心率(R)、血压(BP)的变化及尿的性状、颜色、尿量改变,每周测尿常规2次,有明显异常及时报告医生。并指导患者正确留取各类标本,尤其是各种尿液标本,以保证化验的准确性。② 每周测量体重 1 次,水肿明显时每天测量 1 次,有腹水时,每天测量腹围;准确记录 24 小时出入量。③ 严密观察血常规、电解质、CO_2-CP、肾功能、蛋白质定量的变化,及时了解有无感染、水电解质紊乱、酸碱失衡及血液高凝状态情况等。

2. 饮食护理 应予高维生素低盐低脂饮食,食盐摄入量每天 3～5 g,但由于限钠后患者常因饮食无味而食欲不振,影响了蛋白质和热量的摄入,故限钠饮食应以患者能耐受,不影响其食欲为度;适量控制蛋白质,因肾病综合征患者通常是负氮平衡,如能摄入高蛋白质饮食,则有可能转为正氮平衡。但肾病综合征患者会导致尿蛋白增加,加重肾小球损害,而血浆蛋白水平没有增加。因此,应控制蛋白质摄入量为每天1 g/kg,再加上每天尿内丢失的蛋白的量,每摄入 1 g 蛋白质,必须同时摄入非蛋白质热卡138 kJ(33 kcal)。供给的蛋白质应为优质蛋白质,如牛奶、鸡蛋和鱼、肉类;适当控制水分的摄入,在没有静脉补液的情况下,以前一天尿量加上500 ml 为每天饮水量。忌辛辣刺激及海腥之品。

3. 给药护理

(1) 应用糖皮质激素的护理:① 合理安排服药时间:晨 8、9 时是体内肾上腺皮质激素分泌最旺盛期,此时服用激素对自身激素水平的调节影响最小。② 皮肤护理:服用激素后会导致面部、胸背部等处痤疮及水肿的加重,告诫患者勿挤压痤疮,并经常清洗,保持皮肤清洁完整。③ 预防感染:激素的应用可加重或诱发感染,而感染症状常常不明显。注意防寒保暖,居处勿潮湿,以免复感外邪;注意饮食、餐具的卫生,防止消化道感染;避免水肿部位的穿刺、注射,防止皮肤破损感染。

(2) 应用免疫抑制剂及细胞毒性药物的护理:① 药物配制注射时,不宜与其他药物混合使用。② 为防止皮下渗漏或静脉炎的发生,注射药物前后均应输入适量生理盐水或等渗葡萄糖注射液。③ 观察使用后有无胃肠道反应,如患者出现恶心、呕吐,立即报告医生处理。④ 药物皮下渗漏或静脉炎的护理:初期用冷敷,以使局部血管收缩,减少药物向周围组织扩散。超过 24 小时者,可用大黄粉 9 g,加 50% 乙醇调成糊状敷于患处,每天 2 次;

或直接涂以金黄膏。可起到清热解毒、活血祛瘀、消炎止痛之效。

(3) 使用利尿剂的护理：准确观察并记录尿量,监测血电解质的改变,防止水、电解质失衡。

慢性肾小球肾炎的护理

1. 给药护理

(1) 根据病证指导服药方法：① 气虚、阳虚者中药汤剂宜浓煎、温热服,如恶心、呕吐者,可少量多次服药,或在服药前滴生姜汁数滴于舌面上,以减轻呕吐。② 阴虚者中药汤剂宜凉服;大便秘结者,可服少量泻药,如番泻叶沸水泡饮;头痛目赤、面部生火者,可用菊花泡水代茶。③ 注意观察服药期间的病情变化,服药期间忌食油腻、肥甘厚味、海腥之食物,以免酿湿生热。

(2) 服用血管扩张药的护理：① 部分患者服药后感觉面、颈、胸前部温热潮红、甚至头痛,少数患者可出现体位性低血压。② 告知患者体位改变动作不可过于迅猛,尤其平卧或下蹲起立时,动作应舒缓,避免一过性头部供血不足引起黑蒙、跌倒;服药期间注意观察血压。

(3) 活血化瘀药物的护理：① 观察患者有无皮下出血、牙龈出血等,有异常及时通知医生。② 女患者月经期暂时停用活血药物。

2. 饮食与营养

(1) 无明显水肿、高血压,心功能、肾功能均正常者,可不必严格限制水、盐摄入量。

(2) 有明显水肿、高血压或心功能失常者应限制水、钠的摄入,食盐每天 2～3 g。对尿中蛋白质丢失较多、肾功能正常者,宜补充生物效价高的动物蛋白质,如鸡蛋、牛奶、瘦肉等;已有肾功能减退者(内生肌酐清除率在 30 ml/min 左右),应适量限制蛋白质在每天 30 g,必要时加口服适量的必需氨基酸。

3. 一般护理

(1) 合理安排作息时间：① 慢性肾炎无明显水肿、高血压,血尿和蛋白尿不严重,无肾功能不全表现者,可以自理生活,甚至可以从事轻微劳动,但切忌劳累。② 有明显高血压、水肿或者短期内有肾功能减退者,应卧床休息。

(2)告诫患者勿使用对肾脏有毒性作用的药物,所服用药物必须在医嘱指导下进行,切忌擅自用药。

(3)积极防止呼吸道及其他感染,以免代谢增快,代谢产物潴留加重肾脏负担。

肾病患者的心理护理与防治

我们在临床上发现,肾病患者在临床上有着各种各样的心理问题。因此,在肾病的中医护理方面,心理护理有着非常重要的作用。

1. 隐匿性肾炎患者存在健康状态的临床表现 临床上表现为隐匿性肾炎的患者,临床中医证候和表现比较少。我们通过大量临床观察发现,他们之中的许多人都有一些心理问题,与亚健康状态的表现基本相同。在中医证候上多表现为心脾两虚、肝郁脾虚、脾气虚、脾虚湿困、肝经郁热等。因此,对于此类患者在临床护理上,应耐心解释。告诉他们病情轻浅,通过及时治疗,可以得到康复。可以推荐他们口服疏肝解郁的药物,如逍遥散、舒肝丸等口服;注意睡眠,适当补充维生素、适当户外活动,如散步、慢跑等,大多能解除心理问题。

2. 女性肾病综合征患者的心理问题及护理 女性肾病综合征患者以年轻女性多见。在肾内科临床中以原发性肾小球肾炎所致的肾病综合征和狼疮性肾炎、糖尿病肾病、过敏性紫癜性肾炎等所致的肾病综合征较为多见。此类女患者也多见于知识女性,如女大学生等。她们患病后主要有以下几方面的心理问题。

(1)对疾病发展趋势不了解而产生深深的莫名的恐惧和焦躁:有许多女大学生和女研究生的肾病综合征患者,她们患病前是生活中的佼佼者,有着对理想、对未来美好的憧憬和很高的期望。得病后她们面对巨大的反差,未免产生焦虑、恐惧、失望、沮丧等。但她们相对比较理智,往往用专业学习和业余爱好来转移注意力。对此类患者,如果病情较重,不要对其实话实说,而应善于用善意的谎言,将她们的病情由大说小,多与她们沟通,鼓励她们勇敢地去面对、去战胜疾病。而不应直接向其本人交代病情,免使其丧失治疗的信心。同时应使其有良好的睡眠,这样有助于高血压的控制和肾病的康复。应用利尿剂和脐周注射抗凝剂如肝素时,患者会有痛苦不适的感觉,应先予告知,并鼓励其克服。可以应用养血安神、疏肝解郁的中药,或配合针灸治疗。

(2) 应用激素的心理问题:女性肾病综合征患者应用激素,会产生一些心理问题,如担心自己的容貌会因应用激素而变丑,满月脸、水牛背会影响自己的身材,使修长苗条的身材不再。这是爱美的年轻女性患者最为担心的。另外有的患者还会担心会长期依赖激素,而变得"男性化",嗓音变粗,或影响生育,甚而怕丈夫或男友会不喜欢自己。遇到这种情况,应向其耐心解释:为了更好地生活,必须应用激素;激素的副作用是暂时的,将来随着停用激素,大多数患者能恢复原来的体形和面容,同时可以建议其口服相应的中药,来减少激素的副作用。如在激素停用以后,配合健脾消食活血的中药,有利于满月脸、水牛背的消退。

(3) 免疫抑制剂的心理问题:同样,患者在应用免疫抑制剂时也会有明显的心理问题,如担心应用该类药物后会出现脱发、出血性膀胱炎、骨髓抑制、引起闭经而不生育。应配合医生向其耐心说明,应用该类药物的必要性,以及采取什么措施尽量减少副作用的发生。如对口服雷公藤多苷片导致的闭经,可以建议患者口服活血化瘀中药来治疗,必要时采用人工周期的方法使月经来潮。

肾穿刺患者的心理问题及对策

肾穿刺属有创操作。患者在接受肾穿刺时,有一个时期会出现恐惧心理,这时正常的。护士应客观地向其讲述肾穿的操作过程,消除患者不必要的恐惧与顾虑,如患者往往要问"痛不痛?""需穿刺几针?""会不会留有永久性的后遗症?"等。另外有的患者不可避免地会问费用问题,应耐

心向其解释,不能勉强,另外在护理上还有许多要注意的方面,如:

减轻患者的惧怕心理。让患者练习呼吸配合。临穿刺前让患者少进饮食,尽量吃流食,以避免 B 超显影欠佳,影响穿刺。术前排空膀胱。同时在穿刺过程中,护士也起着重要的作用。在患者床边,嘱患者疼痛不适时用手作一个手势。另外,让患者听护理者的口令呼气或吸气,或让其再加大屏气的程度。当患者恐惧汗出时,在患者旁边用轻松的语言安慰患者,转移其注意力,解除其过于紧张的情绪,以免对穿刺造成不良影响。术后密切观察,如患者有尿血、肾周血肿等异常情况发生时,耐心解释,打消其疑虑。

若患者术后由于精神紧张,尤其是女性患者,往往容易出现排尿困难、尿潴留,应用语言暗示或用流水诱导其排尿。对术后出现肠梗阻、严重腹痛的患者,心理的疏导尤其重要。

透析患者的心理问题

进入血液透析和腹膜透析的慢性肾衰患者存在较严重的心理问题。透析前他们多表现为焦躁、恐惧,对透析和手术充满恐惧。有的患者抱着侥幸心理而拒绝透析治疗。有的患者认为透析后就不能停顿透析而深深苦恼。与他们沟通时,要用轻松的语言,用平和的语态,向他们介绍两种透析方式的适应证、优缺点,让他们面对现实和选择适合他们自己的透析方式。如针对有的年轻尿毒症患者对前途丧失信心,有的甚至有轻生、自杀的念头。应力劝他们珍惜生命,勇敢面对疾病和痛苦。对未来新生活要有美好的憧憬,多陪他们聊天,了解他们的思想动态,及时向主管医师反馈。并配合解郁汤、胶藕胶囊和西药罗拉等口服,减轻患者的焦虑症状,解除心理压力。

语言答疑的心理学

电话咨询答疑中同样涉及心理学内容。在电话中,从患者或其家属的语气中,可以明显地体察到患者的心情:如痛苦、疼痛、不适、难以名状的痛苦以及焦躁、焦虑不安、恐惧等。如在以下情况时,不可避免地有情绪问题。

腹膜炎;腹膜透析液混浊或负超;术后堵管、漂管;腹膜透析液或管路有质量问题;丧偶、家庭变故;医疗费用有困难;腹膜硬化失超滤;合并严重高血压、心力衰竭、肺感染、泌尿系感染;慢性腹膜炎需拔除腹膜透析管;腹膜透析术后感染或窦道形成或隧道炎发生等。在这些情况下,应体察患者的心情,用同情怜悯的语言详细向患者解答各种疑问,告知其解决的对策和办法,或嘱其紧急来院救治,消除其不安的情绪,积极联系主管医师接诊,解决其各种疑难问题。

总之,肾科患者的护理中存在着多种多样的心理问题,护理者应本着一颗善良尽职的心和一双智慧明晰的眼、一双娴熟麻利的手,更重要的是用温柔的语言去抚慰患者伤痛的心灵,使其身心早日健康。

情志护理的原则

情志,是指喜、怒、忧、思、悲、恐、惊,简称七情或五志。

情志护理的原则:

1. 诚挚体贴　患者常会产生寂寞、苦闷、忧愁、悲哀等不良情绪。《素问·汤液醪醴论》曰:"精坏神去,荣卫不可复收。"情志护理不仅要注意到工作人员的言辞、态度,还要注意室内环境,温湿的调节及饮食的调理,以解除患者不必要的思想负担,使情绪安定,保持良好的情志状态,使脏腑、气血功能旺盛,促使疾病痊愈。

2. 因人施护　《灵枢》指出:"人之生也,有刚有柔,有弱有强,有短有长,有阴有阳。"对于不同的患者,要采取不同的方法,既要耐心,又要细致,一方面要坚持正面引导,以情动人,另一方面,又要因人而异,有的放矢,以减轻患者患病后的心理压力,有利于身体的康复。

3. 避免刺激　病室与环境,必须保持安静,《素问·痹论》:"静则神藏,噪则消亡。"安静的环境不但能使患者心情愉快和身体舒适,还能使患者睡眠充足和饮食增加,有利于恢复健康。

情志护理的方法

1. 说理开导　通过正面的说理开导,使患者认识到喜怒不节的情志失调,是"生乃不固"的重要因素之一,而"和其喜怒""喜怒有度",是养生长寿的根本,从而开导和引导患者自觉戒除烦恼,调和情志。护理人员必须得到患者的信赖。态度要真诚,热情,对患者要有同情心和责任感,对患者的隐私要注意保密,从而动之以情,晓之以理,喻之以例,明之以法。

2. 劝说疏导　《素问·疏五过论》曰:"凡欲诊病者,必问饮食居处。"《素问·移精变气论》曰:"数问其情,以从其意。"护理人员要做到"问者不觉烦,病者不觉厌",详细了解疾病的根本原因,消除各种消极情绪,建立良好的情志状态,从而达到较好的治疗效果。

3. 移情相制　《素问·移精变气论》:"古之治病,惟其移精变气,可祝由而已"。采用言语诱导的方法,转移患者的注意力,解除思想顾虑,转内痛为外痛,以不治而治,每每会收到不治而愈的疗效。

4. 顺情从欲　顺从患者的意志、情绪,满足其心身的需要,这就是"顺情从欲",患者在患病过程中,情绪多反常,对此,先顺其情,从其意,有助于心身康健。在护理过程中,若是合理的,条件又允许,应尽量满足之所求或所恶,创造条件以改变其环境,或对其想法表示同情,理解。

药物应用的注意事项

第一,饭前饭后。一般病位在上,宜饭后服药,病位在下,宜饭前服药,胃肠的健胃中药应在饭前 1 小时服。例如:山楂、神曲、麦芽、谷芽、鸡内金等,可起到帮助消化的作用,苦寒药液在饭后 1 小时服,以免苦伤胃。例如,黄连、黄柏、龙胆草、连翘等。甘寒的药及温补的药饭前饭后均可,但应注意服药时间勿距离吃饭时间太近,以免影响正常进食。

第二,服药时若习惯以糖果、水果、蜜饯等下药者,应注意在苔腻湿重时,当避免之,因甘甜滋腻的食品是助湿滞气的。服驱虫药宜用酸性的水果或蜜饯下药,因酸味不但能止痛,而且还可以驱虫。

第三,一般发汗的药及治胃的中药应稍热些,服发汗的药后,可适当吃些粥,以助药力,如一服之后,汗以透出,应停服二煎。一般中药则以温服为宜,夏天服药不可过热。有呕吐的症状,或服药后有恶心的症状者,可采取少量多次缓服的方法,或者服药前用生姜擦一下舌头,以减少或者止住呕吐,也可采取针刺或指压内关穴的方法止呕。

第四,服泻剂后,如泻下严重,应停药并与医生联系,服驱虫药及泻药后可能有腹痛感,请勿焦急,可做腹部按摩。

第五,温中散寒药,应趁热服,服清热通便药,应待药汁凉后服。

第六,儿童服药不该强灌,以防误入气管,或者引起呕吐而致药物不起作用,适宜方法是用汤匙慢慢喂服。

第七,病在咽喉,宜"少量服之"或咽后服下,使药物持续作用于咽部。

第八,服健脾化痰的药,注意少食生冷瓜果油腻之物,以防助湿生痰而削弱药物应有的作用,热病服清热药时,应禁忌辛辣动火伤阴的食物,服补益中药时如(人参、黄芪),应忌萝卜、萝卜子等破气消导药。

第九,服丸、散剂用白开水熔化或调成糊状服,如同时服煎剂也可煎剂熔化或吞服。

第十,肾脏疾病特殊药物的注意事项。

(1)降压药及降糖药:服用降压药的后不宜剧烈运动或突然变化体位,以免产生体位性低血压。降糖药应于饭前半小时服,并在身边备有糖果或巧克力等,以备突然产生低血糖时紧急食用。

(2)激素和细胞毒性药物:观察有无副作用,如肝肾毒性,高血压,高尿酸血症,高血钾,多毛及牙龈增生等。

(3)利尿药物:观察利尿药的治疗效果,及有无出现副作用,如低钾,低钠,低氮血症性碱中毒。

(4)抗凝药:刷牙时用软毛牙刷以免引起牙龈出血;拔针后延长穿刺部位的按压时间;避免剧烈运动以免磕碰引起出血;饮食上宜食少渣的软食,忌食硬固和含粗纤维较多的食物。

(5)应用磺胺类药物密切观察有无泌尿系统的损害。

(6)应用青霉素、头孢类抗菌药物时如皮肤出现瘙痒红肿热等过敏现象及时向护士或医生报告。

第十一,注意避免使用有害肾脏的药物。肾脏是人体主要的排泄器官,在已患肾炎或肾功能减退时,药物更易对肾脏造成毒性作用或诱发免疫反应加重肾脏损伤,因此,滥用药物对肾病患者危害更大。切忌道听途说乱用药。不少患者本来肾病很轻,为了追求消除蛋白尿或血尿,或是已经到了尿毒症为了能不透析,轻易乱用药,结果花了很多钱病情却越来越重。血的教训已经不是少数,特别是目前不少庸医,江湖医生,为了骗钱,不惜胡乱吹嘘,损人利己。奉劝所有肾病患者用药一定要慎重,特别提醒以下几方面。

禁用中药偏方及不知内容的中药制剂。

禁用或慎用含以下草药的中药汤剂:木通、商陆、防己、厚朴、细辛。所有肾病患者均应注意中药汤剂对肾小管的毒性作用。

禁用具有肾损伤作用的结热镇痛剂：各种止痛片、对乙酰氨基酚、布洛芬、阿司匹林、吲哚美辛等。

慎用康泰克、速效感冒胶囊、感冒通等感冒药。

禁用具有肾毒性的抗生素：① 氨基苷类如庆大霉素、卡那霉素、丁胺霉素。② 多肽类：黏菌素、多黏菌素 B、杆菌肽。③ 磺胺类：磺胺嘧啶、磺胺灭脓、磺胺异恶唑、复方新诺明。④ 万古霉素。

慎用抗菌药物尤其是：① 半合成青霉素，如氨苄青霉素、新青霉素Ⅰ、梭苄青霉素及其复合制剂。② 头孢菌素类抗生素：头孢噻吩钠、头孢噻啶等。③ 利福平等。如以往有过敏现象，则禁止使用这些药物。

避免静脉输注各类氨基酸。

不要使用血浆代用品（人造血浆）。

避免接触以下重金属如汞、锂、铀及金制剂。

其他制剂如西咪替丁、雷尼替丁、别醇呤醇、甘露醇等应慎用。

肾脏病与科学饮食

饮 食 宜 忌

　　人们的饮食与健康、长寿有密切的关系。两千年前,我们的祖先就提出了"平衡膳食"的饮食方法,在医疗保健、强身、长寿等方面,积累了丰富经验。随着人类发展,逐渐形成了科学饮食的理念,并发展成为"饮食疗法"这门科学。

饮食的基本要求

　　饮食是维持人体生命活动必不可少的物质基础,能增强体质,抵御外邪,防止疾病的发生。中医学历来主张饮食宜清淡,反对膏粱厚味,过食甘味。提倡饮食有节,五味不偏。肾脏患者,特别是急性肾炎、慢性肾炎、肾病综合征、糖尿病肾病、尿酸性肾病、泌尿系结石、慢性肾功能衰竭、急性肾功能衰竭的患者,应特别重视饮食的平衡。

饮食宜有节

　　《素问·五常政大论》:"无使过之,伤其正也。"清代医书指出:"纵然适口莫乱食,只食八分便已是。"因而饮食有节,定时定量,使脾胃运化功能处于常态,是保证身体健康的基本条件。

饮食宜卫生

　　《金匮要略》指出:"秽饭绥肉臭鱼,食之皆伤人。"其他医书也指出:"晚餐不可多食,食后漱口,清旦刷牙,不如夜分刷牙,齿疾不生。"同时主张饭后应散步,可以帮助脾胃的运化功能,如果饱食即卧,易生百病。

饮食宜随和

人体营养来源于各类食品,所需的营养成分亦多样化,以保证各个脏腑的需要而维持功能,若对饮食有所偏好,体内各种营养成分比例失调,容易发生疾病。

食物的性味和功效

食物和药物一样具有寒、热、温、凉之性,辛、甘、酸、苦、咸之味,饮食调护必须根据患者的体质,疾病的性质不同,选择不同性味的食物进行调护。

1. 清补类食物　一般均具有寒凉性质:如鸭蛋、小麦、绿豆、各种豆芽、梨、甘蔗、海带、菠菜、白菜等。这类寒凉性的食物,常用于热症的调护,具有清热、泻火、解毒的功效。

2. 温补类食物　一般有温热性质:如:羊肉、狗肉、鸡、鸽、锅巴、荔枝、花生、胡萝卜等。这类温热性质的食物,常用于寒症的调护,具有温中、补阳、散寒的功效。

3. 平补类食物　其性较平和:如:牛奶、猪肉、牛肉、鸡蛋、蚕豆、扁豆、山药、香菇、黑木耳等。这类平补食物常用于各种疾病的恢复期,具有补益、和中等功效,一般人也可食用。

4. 辛散类食物　一般具有辛温或辛热的性味,如:生姜、大蒜、葱、花椒、茴香、桂枝等食物,一般具有发散、行气的功效。

肾病患者需谨记六大饮食原则

肾脏患者的饮食原则主要根据其病理生理改变而制定,一般遵循以下原则。

(1) 无症状性蛋白尿或血尿,或各类肾脏病的恢复期,不需刻意限制饮食,只需适量减少蛋白质或盐的摄入即可。肾功能不全的患者应限制蛋白质,减少蛋白质的摄入,如家禽、海产品、豆制品等,有利于减轻肾的负担,从而保护肾脏。但是,不能将蛋白质减得过少甚或发生营养不良。

营养学家常常会有所考虑并建议患者应当摄入的食物的比例。

（2）存在水钠潴留，出现水肿者，应限制水及钠盐的摄入，特别是出现心力衰竭、重度高血压的应当严格限制，甚则采取无盐饮食。待心衰纠正，血压正常后再恢复原来的饮食。

（3）保证充足的热量，尤其是生长发育阶段的儿童、青少年。如果为了限制蛋白质或糖而影响热量的摄取，会影响少儿的生长发育，出现营养不良及其他变化。对于慢性肾衰患者，保证充足热量尤其关键。对于肥胖型的糖尿病肾病患者注意控制热量的摄取。

（4）蛋白质摄入以优质蛋白质为主（＞1/2），具体摄入量根据肾功能不全程度及患者具体病情而定。

（5）如血钾过高，则要限制含钾高的食物。如有些有叶蔬菜、水果、果汁。高血钾可导致心脏停搏。

（6）特殊患者则采取特殊的饮食方法。

肾病饮食宜忌

宜食清淡易消化食物，忌海鲜、羊肉、辛辣刺激性食物、酒及一切发物，如五香大料、咖啡、香菜等；尤其是阴虚的患者，如舌红、脉洪大、盗汗、大便干、血尿等症；但阳虚的患者如舌淡苔白、脉沉，身寒肢冷、便稀，可食热性食物。

宜食新鲜蔬菜和适量水果，适当饮水；忌食温热补品、补药及易上火食品，如辣椒、荔枝、巧克力等。特别是有阴虚内热，如舌红苔少、脉细数、口干、五心烦热、腹胀等热症的患者。

尿毒症患者保持大便通畅，每天应排便2～3次为宜，不熬夜，节制性生活，注意休息、避免受凉。

水肿重者应忌盐，根据肾功能情况考虑限制蛋白质食物的摄入量，少饮水。水肿不重，可进低钠盐饮食；无浮肿不限制饮水和蛋白质食物的摄入量；镜下血尿者及宜上火者多饮水，多食苹果、白糖、黑芝麻、木耳等养阴降火的食品。

尿毒症高血钾者忌食高钾食品如：香蕉、柑橘、土豆、西红柿、南瓜、茶叶、酱油、味精；血钾低的患者相反。

血尿酸高者尤其忌食动物内脏、鱼虾蟹蚌、啤酒、菇类、豆类、菠菜。

肾病患者应忌食辛辣刺激食物及海腥发物，如鹅、公鸡、猪头肉、带鱼、黄鱼等，忌煎炸食物，戒除烟酒。浮肿明显者宜多食萝卜、冬瓜、西瓜、黑豆、丝瓜等；兼见血尿者，宜食莲藕、白茅根、花生、茄子；伴高血压者宜食芹菜、菠菜、木耳、豆芽、玉米等。另外，在整体原则的基础上，更应根据中医辨证证型特点，辨证分型饮食。如外感热症者，宜食清淡食物，如清汤面、米粥、新鲜蔬菜水果等。高热可食用梨汁、西瓜汁等，忌食油腻、煎炸之食品，以防伤阴动火，损伤脾胃；肝阳上亢者宜食清淡低盐饮食及豆制品，食油以植物油为主，忌食高脂肪、高胆固醇食物及烟酒等。

肺系病症者包括咳嗽、哮喘、肺痨、悬饮、矽肺等病症，临床多以咳嗽、咳痰为主要症状；若兼有发热者，暂时按感温疾饮食处理。宜食清淡素食、水果，忌辛辣、烟酒、油腻、甜黏食物。心系病症者以清淡素食为主，少进瘦肉、鱼类食品，忌食动物肝脏及烟酒、辛辣、浓茶等。脾胃系统疾患者，宜进食营养丰富、软、烂、热易于消化的食物，忌生冷、油炸、硬固类以及壅滞阻气的食物。胃寒者可进食姜椒类；胃热者可进食水果；胃酸者可吃些碱性面条；胃酸缺乏者宜进食山楂。肾系病患者，宜进食清淡、营养丰富的食物以及多种动物性补养类食物。忌盐碱过多和酸辣太过的刺激品。水肿者可选择冬瓜和芹菜等利尿消肿的食物。肾虚者，可进食猪、牛、羊、鸡肉等补养品。肾炎宜于低盐或无盐品。肝胆系病症者，宜进食清淡蔬菜和营养丰富的瘦肉、鸡、鱼等，忌烟酒刺激品，少进动物脂肪。肝硬化腹水宜于低盐或无盐品。肝昏迷时宜控制动物蛋白质类食物；时感温热病者，宜清淡素净食物及新鲜果汁类，忌辛辣油腻硬固食物。

亦可根据不同体质，性别、年龄等，选用合适的食物。如体胖多痰湿，宜食清淡化痰的食物；体瘦多阴虚，血亏津少，宜食滋阴生津，补血食物；老年宜食清淡有营养、易消化食物，青年人宜食血肉有情之品和五谷杂粮等。

调 养 原 则

　　肾病的饮食调养原则：饮食是供给机体营养物质的源泉，是维持人体生长发育不可缺少的条件，而饮食不当又是致病因素之一，因而合理适度的饮食可以增进健康，加速疾病的痊愈。根据肾脏病患者的特点，其饮食调养应注意以下几个方面。

蛋白质的摄入量

　　对于慢性肾功能不全的患者需要限制蛋白质的摄入量，这样可减少血中的氮质滞留，减轻肾脏的负担，从而延缓慢性肾功能衰竭的进程。一般主张摄入蛋白质每天 0.4～0.6 g/千克体重，应选用优质蛋白质，如鸡蛋、牛奶、瘦肉等动物蛋白质，其中含必需氨基酸较高，而且在体内分解后产生的含氮物质较少，植物蛋白质如豆制品、玉米、面粉、大米等含必需氨基酸较少，非必需氨基酸较多，生物效价低，故称为"低质蛋白"，应予适当限量。对于肾病综合征患者的蛋白质摄入量也有一定的要求，既不可严格控制蛋白质摄入量，又不可过分强调高蛋白质饮食，因为血浆蛋白持续低下可使抵抗力下降，易发感染，水肿反复，加重病情，而高蛋白质饮食又可引起肾小球的高滤过，久之则促进肾小球硬化。目前主张肾功能正常的肾病综合征患者，每天蛋白质的摄入量以 1.5 g/千克体重左右为宜，而且要以优质蛋白质为主。

盐的摄入量

　　如果肾脏病患者没有水肿或高血压的情况不必限盐，可与正常人一样每天进盐 10 g 左右,限制盐的摄入量主要针对水肿和高血压的患者,因为不限制盐可加重水钠潴留,使水肿难以消退,引起血压升高。一般每天控制盐在 2～3 g 左右,尿少、血钾升高者应限制钾盐摄入量。

水的摄入量

肾脏病患者如果没有尿少、水肿的情况是不需控制水的摄入量的,水肿的患者主要应根据尿量及水肿的程度来掌握水的摄入量,一般而言,若水肿明显时,除进食以外,水的摄入量最好限制在 500～800 ml/d 较为适宜。患尿路感染之后,为避免和减少细菌在尿路停留与繁殖,患者应多饮水,勤排尿,以达到经常冲洗膀胱和尿道的目的。

尿路结石的患者也应大量饮水,因为尿量减少是尿路结石形成的主要原因之一。大量饮水可以冲淡尿晶体浓度,避免尿液过度浓缩,减少沉淀机会,一般要求每天饮水 2 000～2 500 ml,使每天尿量保持在 1 500～2 000 ml。尿量增多可促使小结石排出,同时尿稀释也可延缓结石增长的速度和避免手术后结石的再发。

烹 调 方 法

肾病患者饮食烹调原则应讲究多利用材料和食品本身原有的风味,即选用有季节性的新鲜材料,并多利用材料本身原有的风味,不论是鱼类、蔬菜或水果,在该季节出产的都比较新鲜,同样的烹调但味道却又不同。

善用酸味与香味:醋或柑橘类的酸与香味,可当作醋做成沙拉。材料新鲜的话,即使少用点盐,也非常美味。在菜肴中加些柠檬、柚子、柑橘、柳橙的汁,所含有的酸味和香味,将使烹调出的菜肴更加可口。

使用香辛料调味:可以在菜肴中加些咖喱粉、胡椒、姜、芥菜、辣椒等,除可使菜肴更美味外,还可增加餐桌上的气氛。

使用油:蔬菜、鱼、炸肉、油炸食品、炒菜等,都可列入菜单中。菜肴中未加盐时,只需加少许柠檬的酸味,味道便迥然不同,油应使用植物油。

可增加煎物的焦味:将食品煎成稍许发焦的金黄色,可增加食欲。另外,饭团也都可以煎烤,风味极佳。食物具有寒、热、温、凉之性,辛、甘、酸、苦、咸之味,且有寒热虚实之辨,阴阳表里之别,故一定要根据患者的疾病证候类型来指导患者选择不同属性的食物。

常见肾脏病的饮食治疗

肾脏是人体中重要的排泄器官,它与机体代谢密切相关。饮食是物质代谢的原料和能量的来源,当肾脏患病时,饮食配合,对病情的发展和治疗起很大的作用。饮食得当可促进康复,否则将加速病情恶化。不同的肾脏疾病以及同一肾病的不同病期,饮食要求不尽相同。现将常见的肾脏疾病的科学饮食介绍如下。

蛋白尿的饮食疗法

凡 24 小时尿蛋白量超过 150 mg,且能用常规蛋白尿定性实验检出的,称为蛋白尿。一般讲,蛋白尿有生理性和病理性之分,前者为一些发生于体内无器质性病变的蛋白尿,又称功能性蛋白尿。常见的有发热、剧烈运动、直立过久等原因引起,均为暂时性,原因除去后蛋白尿即消失;后者多由各种原发性和继发性肾脏疾病引起,以蛋白尿持续存在为特点,一般有肾前性、肾性、肾后性疾病之分。蛋白尿,多属中医的"水肿""虚劳""腰痛"等范畴,可行辨证施治,其饮食调养原则如下。

(1) 应根据引起蛋白尿的肾病种类及病情的不同,采用不同标准的蛋白质饮食。慢性肾炎者,一般可按正常需要量供给,成人每天为 0.8~1.0 g/kg。应选择生理效价高的蛋白质,如蛋类、乳类、鱼类、瘦肉类等。对于无肾功能损害的肾病综合征者,可供给高蛋白质饮食,蛋白质成人每天为 1.5 g/kg 左右,并供给优质蛋白质,血浆尿素氮增高者,一般以优质低蛋白质饮食为宜。

(2) 肾病综合征等,尿中除丢失大量蛋白质外,还同时丢失与蛋白质结合的钙、镁、锌等矿物质,宜多吃新鲜蔬菜和水果等,补充含钙丰富的食物,如牛奶及其制品、虾皮、芝麻酱、鱼类及绿色蔬菜等。含镁丰富的食物,如小米、小麦、大麦、肉类和动物内脏等。含锌丰富的食物,如小米、小麦、玉米粉、大白菜、萝卜、胡萝卜、茄子、扁豆、南瓜等。

(3) 植物蛋白质中,因含有大量嘌呤碱,能加重肾脏中间代谢的负担,故应少用。其中大豆类及豆制品,虽蛋白质含量高,因上述原因,蛋白尿患者也应慎用。

治疗蛋白尿的粥疗方

◎ 生黄芪、生薏苡仁、糯米各30 g,赤小豆15 g,鸡内金末9 g,金橘饼2枚(掰碎)。黄芪加水600 ml,水煎20分钟取汁,入薏苡仁、赤小豆煮30分钟,再入糯米、鸡内金末共煮成粥,最后放入碎金橘饼稍煮即可。每天1剂,分2次服用。具有清热利湿、健脾消食、消蛋白尿等功用,适用于脾虚湿热性蛋白尿等。

◎ 山茱萸、莲子各15 g,糯米60 g,白糖适量。前3味一起煮成粥,加入白糖调味即可。每天1～2剂,分1～2次服用。具有健脾益肾、消蛋白尿等功用,适用于肾气不足性蛋白尿等。

◎ 芡实、糯米各30 g,白果肉10个。一起煮成稀粥即可。每天1～2剂,分1～2次服用。具有健脾益肾、消蛋白尿等功用,适用于脾肾不足性蛋白尿等。

◎ 菟丝子30 g,糯米60 g,白糖适量。菟丝子捣碎,水煎取汁,入糯米煮成粥,加白糖调味即可。每天1剂,分2次服用。具有益肾、消蛋白尿等作用,适用于肾气不足性蛋白尿等。

◎ 芡实、茯苓各15 g,大米60 g。一起煮成稀粥即成。每天1剂,分次服用。具有健脾益肾、消蛋白尿等功用,适用于脾肾气虚性蛋白尿等。

◎ 核桃仁、芡实各30 g,大米60 g。前2味捣烂,与大米一起煮成粥即可。每天1剂,分2次服用。具有补肾、消蛋白尿等功用,适用于肾阳虚性蛋白尿。

急性肾炎的饮食疗法

急性肾炎多见于儿童、青少年发病,发病急,部分患者先有感冒、扁桃体炎、发热、皮肤疖肿、感染为诱发因素,临床主要表现血尿、浮肿、蛋白尿伴高血压等症状,除了及时发现检查治疗,在饮食上应该注意以下几方面:低盐或忌盐,控制水分,饮食清淡,不食油腻,忌海鲜、辛辣刺激食品。

1. 控制盐的进量　主要是减轻水肿和高血压症状。低量食盐:每天2～3 g(酱油 3 ml 中有 1 g 盐),咸菜、榨菜、酱菜、咸蛋、黄酱、甜面酱、皮蛋、方便面、汤料都不宜吃。含盐量高的蔬菜有菠菜、米苋、紫角叶、芹菜等都要控制少吃。

2. 控制水分　除了饮水,稀饭、面汤、牛奶、豆浆、蔬菜、黄瓜、水果中的水分等都要控制。水肿患者每天饮水应该控制在 500 ml 左右,应根据尿量多少、体重、水肿程度调整进水总量。当天进水量为前 1 天排水总量(汗、尿、排泄、呕吐量等)＋500 ml。

3. 食物清淡为主　忌油腻、高糖、辛辣食物,以免影响消化及药物性能发挥。

4. 忌食海鲜食品　海鲜食品容易使肾病患者产生机体过敏反应,而出现病情复发的可能,所以尽量避免食用海鲜,特别是无鳞鱼、鳗鱼、带鱼、凤尾鱼。

急性肾炎恢复期饮食:宜选维生素 C 含量高的食物如橘子、葡萄、猕猴桃、西瓜、番茄等。主食以蔬菜、精肉、牛奶、面条、稀饭等易消化食物为主。如水肿可予冬瓜鲫鱼蛋清汤 150～200 ml,玉米须 30 g,车前草 30 g,加冰糖 10 g。如血尿予藕汁生饮 50 ml/次;鲜芦根 100～200 g 煎汤;竹叶100 g 煎汤,每日 1～2 次。

【举例参考】

◎ 一日菜谱:牛奶 250 ml,鸡蛋 2 个,藕粉或麦片 100 g,饭、面类 4～6 两,植物油 25 g,食糖 15 g,水果,蔬菜 250 g,盐 3 g 以下或忌盐。

◎ 母鸡1只,龙葵豆7粒,大麻仁7粒,黑豆1把,红糖1 000 g,生姜适量,将鸡去毛和内脏洗净,把药放入鸡腹内,置锅内加水及红糖同煮汤,1天内食完,食后盖被出汗,不要吹风,并忌盐3天,隔2～3天1剂,连服数剂,用于风寒犯肺型患者。

◎ 鳢鱼1条,赤豆30 g,冬瓜1 500 g,大葱5根。将鱼去鳞及内脏洗净,加水5碗与其他3味一起煎成3碗,吃鱼喝汤后盖被出汗。每天1剂,连服7～8天。用于风寒犯肺型患者。

◎ 鲜玉米须1 000 g洗净加水适量煎1小时,去渣,在续以小火浓缩,到将要干锅时离火待等冷,拌入干燥白糖粉把煎液吸净、混匀、晒干、压碎装瓶备用,每次10 g,以温水冲服,每天3次,连服7～10天。用于火热蕴盛的患者。

◎ 鲜荠菜200～240 g洗净,加水3大碗,煎至1碗水时加鸡蛋1个(去壳打匀),煎熟加少许盐,饮汤吃菜和蛋,每天1～2次。治水肿蛋白尿。

恢复期:增加肉类或河鲜鱼或家禽类每天200 g,一般不提倡食用"无盐酱油""低钠盐",因为它是钾盐制作,多食排尿少,血钾会增高,对身体不利。

慢性肾炎、肾病综合征的饮食疗法

慢性肾炎、肾病综合征多见于青年、成年人,起病缓慢,病程较长,易反复、加重,主要表现为长期蛋白尿、血尿、高血压、水肿及肾功能下降,患者体质较差,容易感冒,伴有腰酸、乏力、纳差,有不同程度的贫血,相对营养不良。因此在药物治疗同时科学饮食是稳定缓解、恢复病情不可忽视的一个方面。

1. 补充蛋白质

(1) 因为长期丢失蛋白质,而出现低蛋白血症、乏力、身体软弱、抵抗力下降、易发生感染和贫血,所以根据缺蛋白质的量和程度,适当补充,每天一般1.5 g/千克体重左右。

（2）补充蛋白质的选择：以优质蛋白质为主,瘦肉、鸡蛋、牛奶、鲜鱼,豆制品可以少量食用。

（3）大量丢失蛋白质时,可给予高蛋白质饮食,每千克体重 2~3 g/d。

（4）过量补充蛋白质,会增加尿蛋白排泄,加重肾脏负担,对病情不利。

【举例参考】(成人肾功能正常者)

尿蛋白(＋＋＋)：24 小时蛋白尿 2~3 g,肾功能正常患者,牛奶200 ml,鸡蛋 2 个,瘦肉 50~100 g,或者鲜鱼 100~200 g,蔬菜 400 g,水果250 g,主食饭、面 6~8 两,豆制品少量每周 1~2 次。若蛋白尿(＋＋＋＋)：24 小时蛋白尿>3 g,每周可增加 1~2 次蛋白质补充,如鸽肉或黑鱼或牛肉或鳝鱼或鸭 250 g。

2. 关于盐、水分的问题

（1）血压正常,无水肿的患者：少盐饮食,掌握在正常饮食咸度的1/3到 1/2 浓度,每天 5 g 以下,饮水可随意。

（2）轻度浮肿,血压偏高患者：低盐饮食,正常的 1/2 以下咸度,有点咸味,根据尿量、体重而控制饮水量。

（3）重度浮肿或血压明显升高：需短期内无盐饮食或每天给予 2 g以下食盐,避免忌盐过度。

可以盐、菜分吃。菜中不放盐,而蘸盐吃菜。每天饮水 500~800 ml,要根据饭、面食、蔬菜、汤、水果等中间含的水分适量调节。

3. 增加维生素、营养　维生素、营养缺乏者,会感觉乏力、头晕。补充营养后,可增强体质及免疫功能,对促进病情恢复,是有积极意义的。

维生素、叶酸、钙剂、锌、氨基酸、微量元素,广泛存在于新鲜蔬菜、水果、鸡蛋、肉类、骨头中,红枣、桂圆、黑木耳、赤小豆、核桃、芝麻等都含丰富营养。中药中黄精、黄芪、党参、丹参、紫河车、女贞子、五味子、白术等含有多种微量元素,可配合调补。

4. 低胆固醇、低脂饮食　医学证实,血液中胆固醇、三酰甘油、血脂增高,会加重肾脏负担,不利于肾功能恢复。所以饮食要低胆固醇、低脂肪。

5. 忌海鲜、辛辣、酒类等刺激性食物　辛辣、酒类刺激性食品,会刺激内分泌,使消化道功能紊乱,引起心悸、出汗、胃肠消化失调,大便干结。所以要忌海鲜、辛辣、酒类等刺激性食物。

6. 饮食参考配单(成人)　每天牛奶 1 瓶 250 ml,鸡蛋 2 个,精肉100 g 或河鲜鱼 200 g,豆制品 50 g,蔬菜 500 g,水果 200 g,主食:米或面食 300～400 g,植物油 25 g。

【一日菜谱举例参考】

早餐:牛奶 1 瓶,鸡蛋 1 个,面食 100 g(稀饭 50 g＋饼点 50 g)。

午餐:粉蒸肉,肉丸,排骨,选一种 100 g,蔬菜 250 g,蛋汤 1 碗,主食100～150 g。

晚餐:炒鱼片 150 g,蔬菜 250 g,豆制品 50 g,主食饭面 100～150 g。

中间加服水果、点心、豆奶、维生素、钙片等。

浮肿患者:有低蛋白血症,排尿量减少。此时可食用鲫鱼、黑鱼汤、鸽汤、羊、牛奶。利尿饮食如冬瓜、赤小豆、茭白、茄子、葫芦、玉米须、丝瓜等可注意加配。贫血患者:加用黑木耳、桂圆、大枣、阿胶及参枣汤。

7. 食疗方　肾病患者要重视饮食方面的调理,这既减轻肾脏的负担,又有利于该病的控制和康复。食疗方有助于补充蛋白质丢失和有利于肾脏功能的恢复。

◎ 白果芡实粥。白果 5～7 枚(打碎),芡实 15 g,糯米 30 g,大枣 5枚。或糯米、芡实各 30 g,白果 10 枚(去壳),煮粥。每天服 1 次,10 天为1 个疗程。此粥具有健脾补肾、固涩敛精之效。

◎ 猪肾 1 个,党参、黄芪、芡实各 20 g。将猪肾剖开,去筋膜洗净,与药共煮汤食用。此方适用于慢性肾炎恢复期及脾肾气虚患者。

◎ 鲜蚕豆或水发干蚕豆 250 g,瘦牛肉 500 g,盐少许。将牛肉切块与蚕豆、盐同放砂锅内,煨炖熟烂即可食用,每天 2 次,随量食。

◎ 葫芦皮、冬瓜皮、西瓜皮各 30 g,红枣 10 g,同放锅内加水约400 ml,煎至约 150 ml,去渣即成。饮汤,每天 1 剂,至浮肿消退为止。

◎ 活鲫鱼 1～2 条,大米 50 g,灯心草 5～8 根。将上 3 味加水适量,煮成稀粥食用。每天 1 剂,适用于慢性肾炎、肾盂肾炎。

◎ 鲜茅根 200 g,大米 200 g。先将茅根洗净,加水适量,煎煮半小时,捞去药渣,再加淘洗的大米,继续煮成粥(分次 1 天内食用)。

◎ 鲫鱼 1 条,约重 250 g,剖腹去内脏洗净,装入大蒜末 10 g,外包干净白纸,用水湿透,放入谷糠内烧熟。鱼蒜全食,有条件者每天 1 条。适用于慢性肾炎及营养不良性水肿。

◎ 带衣花生米、红枣各 60 g,文火煎煮汤。食花生米、红枣,饮汤,连续服用。

◎ 桑椹 30 g,生薏苡仁 20 g,葡萄干 20 g,同大米适量煮粥,每天分 2 次服食。

◎ 青头雄鸭 1 只,粳米适量,葱白 3 茎。将青头鸭肉切细煮至极烂,再加米、葱白煮粥,或用鸭汤煮粥,温热食,5～7 天为 1 个疗程。此方具有补益脾胃、利水消肿功效。适用于一切水肿患者。

◎ 粳米 50～100 g,商陆 1.5 g。先将商陆用水煎汁,去渣,然后加入粳米煮粥。每天或隔天 1 次。适用于慢性肾炎水肿。

◎ 桂圆粥。桂圆 60 g,粳米 100 g,红糖少许。① 黄芪切成薄片,粳米淘洗干净。② 黄芪放入锅内,加清水适量,用中火煮沸后,去渣取药汁。③ 粳米放锅内,加药汁,清水适量,用武火烧滚后,转用文火煮至米烂成粥。每天 2 次,早晚各 1 次,适用于老年浮肿、慢性肾炎,体质虚弱者、但舌质红者忌服。

◎ 黄芪粥。生黄芪 30～60 g,粳米 60 g,陈皮末 10 g。先将黄芪煎汤去渣,然后入粳米煮成粥,粥成时加入陈皮末即可。本方能改善肾脏功能,消除尿蛋白,增强体质。

◎ 芡实白果粥。芡实 30 g,白果 10 g,糯米 30 g。将白果去壳,与芡实、糯米共入锅中加水熬煮成粥,对肾病属脾虚湿盛而见小便淋浊,尿中大量蛋白排出者,可每天 1 次,分服。

◎ 黑豆炖猪肉。黑豆 50 g,猪瘦肉 100 g。先将猪瘦肉于水中煮开,弃汤,再与黑豆共炖至烂,加适当调味品,食肉饮汤。本方有补肾、利尿、健脾等作用。

◎ 鲫鱼灯心粥。鲫鱼 200 g(去鳞及内脏),灯心草 6 g,大米 50 g,同熬成粥,去灯心草、食粥吃鱼,本方具有利水和补充蛋白质的作用。

◎ 杞子核桃粥。枸杞子 30 g,核桃肉 20 g,粳米 50 g,同熬成粥。早晚食用。本方具有补肾健脾,消除尿蛋白作用。

◎ 黄芪红茶。黄芪 20 g,红茶 1 g,黄芪加水 500 g 煎煮 5 分钟,去渣取汁,加入红茶。本方具有益气升阳、利水退肿作用,适用于慢性肾炎。

◎ 玉米须茶。玉米须 100 g,薏苡仁 30 g,芹菜 30 g,冰糖适量,加入清水煎汤代茶,本方具有利尿泄热、降压作用,适用于慢性肾炎和早期高血压。

慢性肾功能不全的饮食疗法

肾脏是人体尿液生成和排泄的主要器官,一旦肾功能受损,机体所产生的肌酐(SCr)、尿素氮(BUN)、尿酸(UA)、苯甲酸及各种胺类就不能顺利地排出体外,大量蓄积于体内,对人体造成损害,从而形成尿毒症。肾衰患者,饮食保健具有非常重要的作用,是药物或其他治疗所无法替代。慢性肾功能不全饮食的基本要求:两低(低蛋白质、低磷);两高(高必需氨基酸、高热量);两适量(维生素、微量元素)。

1. 优质低蛋白质饮食　蛋白质在吸收代谢过程中,产生“废料”,如:BUN、SCr、UA 等 10 余种毒素,肾功能下降后“废料”不能正常排出,积蓄体内而中毒。

怎样掌握低蛋白质饮食:根据肾功能损害轻重,采取不同的选量。

正常健康人每天补充蛋白质 80~120 g。轻度肾功能损害者,每天补充蛋白质 35~45 g,或者在每天 30 g 蛋白质限量的基础上,每周放宽1~2 天 50 g 蛋白质。中度肾功能损害者,每天补充蛋白质 25~35 g。重度肾功能损害者,每天补充蛋白质 20~25 g,并可以加服氨基酸(开同片,肾必氨基酸)。但要在医生指导下应用。

表3　慢性肾衰蛋白质摄取参考表

内生肌酐清除率 (ml/分钟)	血清肌酐 (μmol/L)	血尿素氮 (mmol/L)	蛋白质摄 入量(g/天)
20～40	<210	<11	40～45
10～20	210～420	11～19	30～40
5～10	420～800	20～26	25～30

低蛋白质食谱中动物蛋白质占 50%～70%,多用蒸、汤、煮烹饪法,少用煎、炸、烤。因为后者会产生多量的毒素,如甲基胍。

肾衰患者必须控制蛋白质的摄入量,基本原则是优质低蛋白质饮食。其中 50%～60% 必须是含有必需氨基酸的高生物价优质蛋白质,如鸡蛋、牛奶、鱼、瘦肉等动物蛋白质;尽量少吃含植物蛋白质丰富的食物,如花生、豆类及其制品,因为这类物质含有较多的非必需氨基酸,不能满足机体的需要。为了限制植物蛋白质的摄入,可以采用麦淀粉(澄面)代替大米、面粉做主食。给予低蛋白质饮食应当个体化考虑,不同时期的患者蛋白质的摄入量不同。

供给优质蛋白质:晚期肾功能衰竭、尿毒症患者蛋白质的最低需要量为每天 0.5 g/kg 体重,其中优质蛋白质占 50% 以上,只有这样才能维持身体各器官的生理功能。当患者肾功能处在早、中期损害阶段,即肾小球滤过率(GFR)>25 ml/min 左右时,蛋白质摄入每天每千克体重为 0.6～0.8 g 比较适宜,同时必须补足热量。临床上将减少植物蛋白质的摄入,而用动物蛋白质如鸡蛋、牛奶、瘦肉等加以补充,从而满足体内的生理需要。那样可以满足热量需要,另一方面还可纠正体内氨基酸代谢异常。

在膳食中如何提高优质蛋白质量,降低植物蛋白质的量? 现在临床经常采用麦淀粉作为热量的主要来源。也可用玉米淀粉、土豆淀粉来代替大米和面粉。因淀粉中植物蛋白低,每 100 g 含有 0.4～0.6 g 的植物蛋白质,而面粉中的植物蛋白质为每 100 g 含有 6～10 g。

除淀粉外,膳食中还可采用含热量高、蛋白质低的食品作为热量的主要来源,如土豆、山药、芋头、地瓜、藕、南瓜、粉丝、荸荠、藕粉、菱角粉、荸荠粉、团粉等,含非必需氨基酸高的食品应限食,如干豆类、豆制品、坚果类及谷类等。

慢性肾衰患者的血中有氮质潴留,在保守治疗期间必须配合饮食疗法,限制蛋白质的摄入量,以减轻氮质的潴留状况,减轻体内蛋白质的分解,纠正体内氨基酸代谢异常,维持氮质平衡,保证营养,增强抵抗力,延缓病情发展,减少并发症。一般原则:食用低蛋白高营养价值的蛋白质,即蛋白质入量要少而质量要好。通过限制蛋白质的入量可以阻断或延缓慢性肾衰的进展,如鸡蛋、牛肉、瘦肉。每天蛋白质的摄入量根据内生肌酐清除率来决定。

麦淀粉宜维生素 C、D、B 族的食物,同时注意全日所供优质蛋白质食品均匀分配在三餐中,利于更好地吸收与利用。限制植物性蛋白质、豆制品,玉米、面粉等。忌海腥发物及刺激性的食物。

儿童患者因存在生长发育的因素,对此类患者蛋白质限量最好不低于每天 1.0~2.0 g/千克体重。优质蛋白质还要占 50% 以上。热量必须供给充足。经常观察血尿素氮变化即可判断所供给的量与质是否得当。

慢性肾功能不全患者血浆必需氨基酸比例低而非必需氨基酸高。有些学者发现上述饮食利用好,易于获得氮平衡。有学者认为口服必需氨基酸能促进肝脏蛋白质合成,静脉注射则促进肌肉合成。采用必需氨基酸,蛋白质摄入量比高生物价低蛋白质饮食更低,既能满足体内必需氨基酸的需要,容易获得氮平衡,又能减少氮代谢产物;同时可减少磷的摄入量,故能减轻钙质沉积对肾单位的损害。此外,蛋白质的选择不限于高生物价蛋白质,这样有利于调节患者口味,使患者更易于接受。

必需氨基酸饮食疗法:近十年来尿毒症饮食治疗的一个进展是,当肾功能恶化单采用高生物价低蛋白饮食已不能保持适当的尿素氮水平时,必需再降低蛋白质的摄入量,同时加入必需氨基酸制剂。常用的剂型有粉剂、片剂、糖浆等,尚可静脉供给。粉剂可以和麦、玉米淀粉做成各种点心进食。但要在医生指导下应用。

2. 摄入高热量饮食　正常普通人每天需要摄入 2 500～3 000 cal 热量,消瘦者适当增加,肥胖者适当减少。为了摄入足够的热量,可以多食用植物油和食糖。如果感觉饥饿,可以进食红薯、芋头、马铃薯、马蹄粉、淮山粉、莲藕粉、苹果等。如果是由于糖尿病所导致的肾衰,则要适当控制含糖物质的摄入量。葡萄糖、食糖每天 30～50 g,水果、蜂蜜、饮料、含糖点心适量。在低蛋白质(每天 30～50 g)膳食时热量供给必须充足。供给热量与氮之间的比例最好达到(300～450) cal∶1 g,热量每天摄入最少为 35 cal/kg。但要根据血糖水平进行调节。

3. 需多食维生素丰富的食物　慢性肾衰患者食欲下降,消化功能紊乱。贫血、钙不足,牙齿易出血,皮肤出现瘀斑、干燥、瘙痒,抵抗力下降,这些都与体内维生素营养缺乏有关。患者因代谢异常及营养摄入量不足体内水溶性维生素水平会下降,又因钙、磷代谢异常影响活性维生素 D 的合成,故各种维生素的补充对患者非常重要。

肾衰患者常常有恶心、呕吐、纳差、厌食等胃肠道症状以及饮食控制,进食量减少,摄入不足,加上分解代谢增强,透析过程中也会丢失一部分,患者体内的维生素明显不足,尤其是水溶性的维生素 B 和维生素 C、叶酸等,需要适当补充。因此,患者必须多进食含这些物质丰富的新鲜蔬菜和水果。或给予片剂口服。慢性肾衰时一定要补充维生素制剂,因慢性肾衰的患者多合并有消化吸收不良,用食物补充维生素已不能满足机体代谢的需要。需要每天补充调节,服用维生素 B 族、B_1、B_2、B_6、B_{12},维生素 C、维生素 E、叶酸、铁剂、钙剂等。以上应在医生的指导下使用,不要盲目补充。

4. 适当补充矿物质　肾小球滤过率降至 40～50 ml/分钟时,使磷的滤过的排出减少,导致血磷升高。若肾功能进一步恶化,血磷的升高不能控制,高血磷及肾实质的损害使肾脏合成活性维生素 D 能力减退,血钙浓度下降,诱发骨质疏松。理想的治疗膳食应提高钙含量,降低磷含量。含钙丰富的食品有牛奶、绿叶蔬菜、芝麻酱等。但有时因病情复杂难以达到理想目的时,临床一般按常规,以药物制剂加以补充调整。例如,成年人当肾小球滤过率(GFR)在 20～25 ml/分钟,每天给患者口服钙剂(如碳酸钙,乳酸钙或柠檬酸钠)1～2 g。膳食中掌握磷摄入量的标准是当患者GFR 小于 25 ml/分钟,膳食中每天的含磷量应在 45～52 毫当量(700～800 mg),但是药物治疗要在医生指导下应用。

慢性肾衰患者由于长期限制饮食或继发甲状旁腺机能亢进,也抑制了镁的吸收,此时镁可能处于平衡状态。但当患者尿少时,若有大量镁负荷时就很难排出体外,体内过剩的镁可能产生血镁过高,此时应当限制摄入量。大多数慢性肾衰患者均存在或多或少的电解质紊乱,如低钙、高钾、高磷等,在进食的过程中,需要根据血液检测的结果适当做出调整。有水肿、高血压、少尿的患者要采取低盐饮食,每天的食盐不宜超过 3 g(包括味精、酱油等调味品中的钠盐),其他患者不必严格限制。

由于慢性肾衰患者均存在高磷状态,必须采用低磷饮食,每天摄入的磷不宜超过 600 g。透析患者容易出现铝超标,过多摄入铝(如抗酸药氢氧化铝)会引起铝中毒,产生痴呆或加重尿毒症性脑病,必须加以限制。平时应尽量不使用铝锅烹调食物。

供给高钙低磷饮食:在部分慢性肾衰的患者中,可有血磷增高和血钙下降的现象,因而诱发骨质疏松。理想饮食应提高钙含量降低磷的含量。含钙丰富的食品有牛奶、绿叶蔬菜、芝麻酱等。烹调鱼和瘦肉时,用水煮一下捞出,再进行热炒,能够降低鱼、肉的含磷量。

磷占体重的 1%,分布于骨、齿、软组织和血液中。磷通过肾脏排出体外,肾功能不全时导致高磷血症,高磷血症又加速慢性肾衰的恶化,引发钙磷代谢紊乱、肾性骨病、皮肤瘙痒、骨骼酸痛等症。通过低磷饮食或肠道磷结合剂能延缓肾功能下降。磷主要存在于动物蛋白质中,每 1 g蛋白质中含磷 15 mg。肾衰患者每天控制在 500～600 mg 磷摄入,在控制蛋白质的基础上磷也相对减少。

饮食方法:不吃蛋黄。肉、鱼、鸡、鸭先水煮后弃汤,则可减少磷的吸收。动物内脏、脑含磷较高。其他食品中虾皮、鸭蛋、高粱、玉米、黄豆、黑豆、绿豆、慈姑、黄花菜、紫菜、蘑菇、干菇、花生、茶叶等含磷也较高。要注意不吃或尽量少吃。

5. **水电解质平衡** 饮水多少也必须根据患者的具体情况做出适当的调整。如果合并有尿少、水肿、高血压、心衰等，必须严格控制进水量；透析患者也要控制饮水，以免导致体内大量液体积聚，加重水肿、心衰，或出现水中毒。如果尿量在 1 000 ml 以上，不存在水肿、高血压、心衰等并发症，则不必限制水的摄入。

低盐低钠：慢性肾衰合并高血压和浮肿的患者，要限制钠盐和含钠丰富的食品，必要时用无盐膳食。当使用利尿剂或伴有呕吐、腹泻时，不应限钠盐，但应根据具体情况适量进食钠盐。

高血钾症：慢性肾衰尿量减少，会出现血钾增高，影响心脏功能，心率减慢，心律不齐，诱发心衰等。若患者合并高血钾症时，摄入量每天应低于 40～60 毫当量(1 560～2 340 mg)。若每天尿量大于 1 000 ml 和血钾量正常时不必再限钾摄入量。限钾膳食应避免食用果汁，慎重选食蔬菜及水果。若患者每天尿量增多，大于 1 500 ml 时应观察血钾含量，过低时还需补钾。对高血钾症应预防为主，饮食中含钾高的食物如：榨菜、海带、蘑菇、柿饼、大枣、香菜、菠菜、花生酱、豆瓣酱、南瓜子、香蕉、清凉糖等。应根据自己的血钾浓度肾衰程度适量控制。可选用含钾少的食品：蛋白质类，藕粉，南瓜，黄瓜，菜瓜等。

若合并浮肿和高血压(舒张压＞110 mmHg)，应限钠盐，限钠在 40 毫当量/天(每天 920 mg)较为适宜(相当于低盐膳食)。若患者服用利尿剂或伴有呕吐、腹泻时，不应再限钠盐，甚至还需补充。对患者掌握液体出入量平衡很重要。一般视排出量决定摄入量。排出量全天包括尿液、呼吸及皮肤蒸发和消化液等。一般经皮肤、呼吸等全日失水量为 700～1 000 ml，而食物进入体内经过代谢作用还可产生一些水为每天 300～400 ml，两者相减则每天除排出尿液之外总失水量约为 500 ml。故患者每天入液量可视前一天的排尿量再加上 500 ml 左右水作为补充的参考。但当患者合并发烧、呕吐、腹泻等症状时就应再多补充液体。当整体病情有所缓解后,入液量每天可在 1 200 ml 左右。

保持水的平衡:慢性肾衰患者中的水平衡非常重要。液体的入量要根据排出量而决定。一定要在医生的指点下,进行液体的补充,防止水摄入过多,排出障碍,而加重水肿。

6. 低脂饮食 血脂也是促进肾衰进展的诱因之一,在药物治疗的同时,饮食调控必不可少。要减少富含饱和脂肪酸的食物(如动物油脂、肥猪肉、鸡皮等)的摄入;增加不饱和脂肪酸的摄入(如植物油、鱼油等)。尽量不吃或少吃动物的内脏,可以多食含有丰富的可溶性纤维的食物,如燕麦、荞麦、米糠等。

慢性肾衰患者约有 40%～60%合并有 IV 型高脂血症(糖类诱发的高三酰甘油血症),除由于内源因素造成以外,与治疗膳食内容中碳水化合物及脂肪成分比例较高有一定关系。由于脂肪代谢紊乱,诱发动脉粥样硬化。因此,在脂肪供给上要注意不饱和脂肪酸与饱和脂肪酸的比值(P/S)。有的学者认为在一定热量供应下,P/S 值以 1∶1.5 为佳。再以采用素油为宜。

总之,慢性肾衰的饮食应是低盐、优质低蛋白质、高热量、适当微量元素及维生素饮食,再配合中药治疗可延缓肾功能衰竭进程,可减少或延缓肾功能衰竭血液透析时间。

7. 饮食注意点

(1) 饮食要吃得清淡一些,忌食用酒及辛辣性食物,少食油腻及含动物蛋白质多的荤腥食物(如肥肉、虾、蟹等)。

(2) 忌食豆类及其制品(如豆腐、豆芽、豆粉等)。

(3) 有水肿、高血压、心力衰竭者,应进食少盐或无盐饮食。

(4) 肾功能不全、尿毒症患者更要特别注意:① 禁食豆类及其制品,少食坚果(如:核桃、栗子、杏仁等)及腌制食品(如咸菜、酱菜等)。② 每天进食的高蛋白质(如瘦肉类、牛奶、鸡蛋等)应控制量。根据患者各人病情,一般成年人每天 100～150 g,并且分 3～5 次食用。③ 肾功能衰竭期肾脏排水能力有限,需控制水的摄入,建议按公式计算:进水量＝前一天的总尿量＋500～800 ml。④ 为了使肌酐、尿素氮能增加排出,就必须使大小便通畅,大便宁可一天两三次而不要两三天1次。冬瓜、西瓜、葫芦能利尿,赤豆汤、黑豆汤、绿豆汤,清热利尿。蜂蜜、生梨、萝卜、胡桃肉、黑芝麻能润肠通便,这些食物都可以配合药物,经常使用。

尽量不吃或少吃动物的内脏,可以多食含有丰富的可溶性纤维的食物,如燕麦、荞麦、米糠等。

8. 饮食保健

(1) 肾病患者如何限制食盐的摄入:不论哪种肾病,只要有水肿,就必须限制食盐摄入量。水肿明显时,应每天限制在1 g以下,严重的甚至要求无盐饮食。待尿蛋白量减少,水肿减轻时,食盐量可适当增加,但也应每天不超过5 g。低盐饮食的目的是减少体内水、钠的潴留,使水肿消退和血压下降。每天1～2 g的食盐(小号牙膏盖装满时约为1 g),不必放在菜里,因为放进菜里也基本无味,要改变吃法。早上可甜食;中午将1 g盐放在小碟里,用菜蘸着吃。这样,一天的摄入总量不变,但能尝到咸味,可刺激食欲。但要注意,低盐饮食,不能吃咸菜、泡菜、榨菜、咸面包、油条等,也不能吃紫菜、油菜、菠菜、茴香、芹菜、金针菜、萝卜等。因为这些食品每百克中含钠量较高。这些食物吃多了,也就等于食盐量增加。

(2) 肾病患者怎样摄入蔬菜、水果:肾脏患者,如果一般尿量正常,无尿少和肾功能衰竭,应多食青菜、水果,以供给充足的维生素。如患者尿量减少,特别是每天不足500 ml时,则要选择性地食用蔬菜和水果。因为蔬菜、水果中一般含钾比较丰富,而肾病少尿患者,血清中钾含量均升高。血钾过高,可导致心跳骤停,危及生命。

蔬菜、水果、谷类都是富含钾的食物,其中含钾较高的水果有西瓜、香蕉、菠萝、芒果、枣、香瓜等;蔬菜中含钾较高的有苋菜、菠菜、芹菜、胡萝卜、竹笋、马铃薯等。肾脏患者于少尿阶段应少吃,如果使用利尿剂后,血钾偏低时,则可多吃,特别是鲜果汁含钾丰富,可作为口服补钾之用。

哈密瓜含有丰富的钾离子,每100 g瓜肉中含有250 ml左右的钾。体内钾离子含量过高,可促发心脏疾患,出现心动过缓、传导阻滞等,危及生命。肾功能衰竭时，肾小球滤过率下降，肾小管功能降低，钾代谢紊乱，而不能及时将多余的钾排出体外，导致高钾血症。因此，肾功能衰竭的患者，不宜食用哈密瓜。

（3）尿毒症患者怎样安排每天三餐的饮食：① 早餐主副食：可选用新鲜牛奶100 ml加白糖50 g，或藕粉加白糖开水冲调1碗，加麦淀粉饼干数块，或油煎土豆少量，或鸡蛋1个。可酌情加莲子、红枣等。有人喜欢加些烤白薯、葡萄干、鸡肉、烧土豆等亦可以。② 午餐主食：可选用麦淀粉做的馒头、油饼、水饺、蒸包、馄饨等。③ 晚餐主食：选用与午饭相同的主食。

（4）肾功衰竭患者不宜吃哪些海（水）产品：慢性肾炎由于尿中蛋白质丢失较多，在肾功能尚好，血中非蛋白氮浓度不高时，可补充大量蛋白质。当肾功能不全时，必伴有尿量减少，则不宜食用高蛋白质食品，否则，食后易发生尿毒症。因此，蛋白质含量较高的海（水）产品，如海参、鲅鱼、勒鱼、黄花鱼、虎鱼、鳜鱼等不宜多食。

（5）肾功能衰竭患者不吃哪些肉类：肾功能衰竭患者，应限制蛋白质的摄入。因其在体内可代谢产生一些含氮废物，并通过肾脏随尿排出。肾功能衰竭时（少尿期），尿量减少，影响废物排泄，这些废物蓄积容易发生尿毒症。如火腿、田鸡肉、鸡肉、鸽肉、鹌鹑、雀肉等肉类食物含较高的蛋白质，均不宜多食。

9. 食疗方

◎ 西瓜汁。西瓜、白糖适量，新鲜成熟西瓜，绞汁，再加适量白糖。可随意饮食。清热解毒、生津利尿，对各型水肿也有治疗作用。

◎ 绿豆汤。绿豆衣或绿豆60 g，白糖适量。将绿豆衣或绿豆煎汤，酌加适量白糖。隔日1次，代茶饮，清热解毒。

◎ 琼花虾仁汤。燕皮100 g，猪肉200 g，虾仁200 g，鸡蛋2只，青菜250 g，红萝卜片少许，上汤1碗，豆粉，猪油，味精各适量。将虾仁和猪肉剁碎，加入1只鸡蛋，下少许葱、盐、味精、生粉拌匀，用燕皮包成馄饨，将鸡蛋打散放在豆腐中，加味精、盐、生粉拌匀，倒入菜盘中，上面放红萝卜、青菜叶,隔水蒸熟。用锅煮 1 大碗水,加味精、盐,水沸,倒入燕皮馄饨,再煮沸 10 分钟,再倒入菜盘中和各物即成。此汤有补肾壮阳、补充蛋白质之功。适用于慢性肾功能衰竭多尿期。

◎ 玉米西瓜汤。玉米须 60 g,西瓜皮 200 g(干品 50 g),冰糖适量。将玉米须、西瓜皮洗净,西瓜皮切块。将用料一齐放入沙煲内,加清水 4 碗,用文火煲至 1 碗,冰糖调味,分 2 次服用。此汤有滋阴祛湿、利尿消肿之功。适用于肝肾阴虚夹湿。症见肝肾阴虚外,尚有尿频尿痛、尿流不畅、舌苔根部黄腻等。

◎ 薏苡仁鸡汤。鸡 2 000 g,薏苡仁 500 g,清水 1 500 ml,生姜 20 g,盐 0.5 g,胡椒粉 3 g,葱 15 g,料酒 15 g,味精 3 g,党参适量。将鸡去净毛及内脏,剁去脚爪,洗净,入沸水锅中氽去血水洗净。党参、薏苡仁洗净,生姜洗净拍破,葱洗净用整棵。沙锅加清水,放入鸡、薏苡仁、党参、精盐、生姜、葱、胡椒、料酒,置大火上烧开,打去浮沫,改用小火慢烧 2 小时左右,至鸡肉熟为度。从沙锅中拣出姜、葱不用,放入味精调味即成。此菜汤鲜味美,肉质细嫩,薏苡仁香甜,有健脾和胃、化气利水之功效。适用于慢性肾炎、肾衰多尿期、水肿、风湿疼痛、虚劳羸瘦、泄泻、小便频等病证。

◎ 莲子龙须猪肉汤。莲子 40 g,腐竹 100 g,龙须菜 45 g,猪瘦肉 100 g,味精少许。将腐竹、龙须菜水发后,切细,猪瘦肉洗净切片,同莲子共入锅中,加水适量煮汤调入味精即成。每天分 2 次服完,连用 20～30 天。此汤富含蛋白质,有清热理肠、收摄蛋白尿、降压降脂之功。适用于肾功能衰竭多尿期和肾病引起的蛋白尿、高血压、动脉硬化等病证。

◎ 鱼片豆腐汤。鱼片 200 g,虾仁 150 g,豆腐 3 块,菜心 150 g,胡椒粉适量。起油锅将豆腐爆过,捞起,鱼片、虾仁放于碗中加生抽、盐、糖、味精、胡椒粉拌匀,煲适量清水,水滚时下鱼片、虾仁、豆腐,滚几滚后,下菜心。汤成加盐调味。此汤富含蛋白质,有补肾益精之功。适用于慢性肾功能衰竭多尿期。

◎ 桑椹蜜膏。桑椹有养血补肾作用,蜂蜜可润燥养血,以鲜桑椹 100 g(或干品 500 g),浓煎,加蜂蜜 250 g 收膏,用于慢性肾功能不全肾阴不足、失眠烦躁者。

◎ 参枣汤：人参(或西洋参)功能益气健脾，红枣功能健脾和胃，以人参 6 g 加红枣 6 枚，共煮内服。对慢性肾功能不全患者贫血者，有提高血红蛋白的作用。

◎ 小米大枣赤小豆山药粥。小米、大枣、赤小豆、山药(鲜)各适量，加水共煮成粥，熬时加适量食碱，经常服用；慢性肾功能衰竭患者贫血服用，有健脾利水、和胃养血的功效。

◎ 澄面包韭菜丝饺子。配方和制法：韭菜 200 g，瘦肉或鸡丝 25 g，用较厚之澄面做皮包之，蒸熟吃。澄面，又称麦淀粉，即除去面筋(蛋白质)的面。功效：澄面是含蛋白质甚少的麦淀粉，故以澄面做厚皮包饺子，即可充饥，又可避免食入植物蛋白质。韭菜市场上常有出售，性温味辛，每百克中仅含植物蛋白质 1.4 g，有活血化瘀、理气降逆、温肾壮阳的功效，西医学证明它对多种细菌有一定的抑菌作用。鸡肉性温味甘，含优质蛋白质 23%，能温中、益气、补虚，入药用以乌骨鸡为佳。猪瘦肉性平味甘咸，含蛋白质 16.7%，有滋阴益血的功效。《食医心境》说，水肿、不思饮食，可用猪脊肉伴蒜韭食之。一般认为，肾衰病不能彻底不吃蛋白质，但亦不能进食过多，故本方韭菜与瘦肉之比为 8∶1。纵观本食疗方，能供给适量的优质蛋白质，具有一定的温肾壮阳、补虚益气、滋阴益血、活血化瘀的作用，而且也能供给一定的热量，合乎肾衰饮食疗法的要求。

10. 一日食谱举例

● 食谱一

早餐：甜牛奶(牛奶 250 g，白糖 10 g)，麦淀粉饼干(麦淀粉 50 g，白糖 10 g)。

午餐：麦淀粉蒸饺(瘦肉 25 g，芹菜 100 g，麦淀粉 50 g)，西红柿汤(西红柿 50 g，粉丝 10 g)。

加餐：苹果 200 g。

晚餐：煎鸡蛋(鸡蛋 50 g)，烙麦淀粉糖饼(麦淀粉 100 g，白糖 15 g)，拌黄瓜(黄瓜 150 g)。

全日用烹调油30 g,盐小于3 g。

● 食谱二

早餐:甜牛奶(牛奶200 g,白糖10 g),麦淀粉蒸糕(麦淀粉50 g,白糖10 g)。

午餐:西红柿炒鸡蛋(西红柿100 g,鸡蛋1个),炒油菜(油菜100 g),蒸饭(大米100 g),麦淀粉葱花饼(麦淀粉50 g)。

加餐:鸭梨250 g。

晚餐:烙麦淀粉馅饼(瘦肉25 g,小白菜150 g,麦淀粉50 g),余小萝卜片汤(小萝卜100 g,粉丝10 g)。

全日烹调油30 g,盐低于3 g。

● 食谱三

早餐:甜牛奶(牛奶250 g,白糖10 g),煎麦淀粉土豆泥饼(麦淀粉50 g,土豆50 g)。

午餐:肉片菜花(瘦肉片50 g,菜花100 g,胡萝卜50 g),炒菠菜(菠菜100 g),蒸饭(大米100 g)。

加餐:桃250 g。

晚餐:焖麦淀粉面条(麦淀粉150 g),鸡蛋炒西红柿(鸡蛋1个,红柿100 g,菠菜50 g,木耳3 g),酸甜莴笋丝(莴笋100 g),黄瓜片汤(黄瓜50 g)。

全日烹调油30 g,盐低于3 g。

高尿酸血症(痛风)的饮食疗法

我们知道痛风是因为嘌呤代谢紊乱引起的一组慢性疾病,患者血液中尿酸增多,可引起急性关节炎反复发作、痛风石沉积、痛风石性慢性关节炎和关节畸形。血中的尿酸,一是来自食物中的核酸代谢,一是来自体内氨基酸和核糖磷酸、核酸的代谢。

尿酸肾病食疗临床表现可有腰痛、蛋白尿、水肿、血压升高,如有结石可出现血尿,如有继发感染可有尿频、尿急、尿痛。晚期可出现慢性肾功能不全。肾外表现有关节病变,急性期有关节红、肿、热、痛,常伴有高热;慢性期则有尿酸结晶沉积于关节及附近的软骨、滑膜、黏液囊内,关节骨质可被破坏,关节畸形。在关节附近或耳廓皮下尿酸沉积可形成痛风石。

降尿酸最简单有效的方法是食疗,但当食疗无法有效降低尿酸,则应使用降尿酸的药物,以避免痛风性关节炎和痛风石的形成,同时也可以防治肾间质的损害。如果服用降尿酸药物一段时间后,因痛风不再发作而停药,血中尿酸会不久后再升高,通常此病会不定时的再发作。

很多人都知道痛风的患者应该少吃或者禁止吃高嘌呤的食物,那么什么是"嘌呤"呢?

嘌呤是有机化合物,分子式 $C_5H_4N_4$,五色结晶,在人体内嘌呤氧化而变成尿酸。人体尿酸过高就会引起痛风,俗称"富贵病",一般在男性身上发病,而且会遗传。海鲜、动物的内脏嘌呤含量都比较高,所以痛风患者发病时,除药物治疗外更重要的是平时注意忌口。

慢性痛风或缓解期的痛风,应给予平衡饮食,可以适当放宽嘌呤摄入的限制,可自由选食含嘌呤少的食物,嘌呤的每天摄入量应在 75 mg 以内,维持理想的体重,瘦肉煮沸去汤后与鸡蛋、牛奶交替食用,防止过度饥饿,平时应注意多饮水,少用食盐和酱油。

过去曾经有人建议禁用可可、茶和咖啡,因为它们含有可可碱、茶叶碱和咖啡碱,可诱发痛风。但经动物实验证明,可可碱、茶叶碱和咖啡碱在人体代谢中生成甲基尿酸盐,并非是引起痛风的尿酸盐,而甲基尿酸盐并不沉积在痛风石中。因此认为禁用可可、茶叶和咖啡缺少一定的科学根据,目前认为可以选用可可、茶叶和咖啡,但要适量。

除饮食中注意外,还应勤洗热水浴,可以帮助尿酸排泄,有条件者应每天 1 次。在日常生活中不要穿过紧的鞋,防止血液循环受阻。

1. 热量及三大营养物质

(1) 总热量:超重或肥胖是高尿酸血症的相关危险因素,有研究证明,青年时期体重增加是痛风发生的危险因素,35 岁时的体重指数(BMI)明显与痛风发病呈正相关。因此,避免过胖是防止高尿酸血症和痛风的重要环节,也是预防心血管疾病及糖尿病的有效措施之一。故总热量应较正常饮食略低 10%～15%,肥胖者每天供给 104.6～125.5 kJ/千克体重为宜,以达到或稍低于理想体重。

(2) 低脂肪饮食:高尿酸血症的患者多数伴有高脂血症,且高脂饮食可由于外源性脂肪利用亢进,血中羟丁酸、乙酰乙酸等上升,从而抑制尿酸排泄,使血尿酸上升。故应采用低脂肪饮食,每天供给 0.6～0.8 g/kg。

限制脂肪摄入量。为了促进尿酸的正常排泄,主张用中等量或较低量的脂肪,一般控制在每天 50 g 左右为宜。在烹调肉时,应先用水焯一下捞出,肉中的嘌呤可部分排出,因而降低了肉食中的嘌呤量。在限制总热量的同时,患者的体重会有所变化,但切忌减得太猛,因突然减少热量的摄入,会导致酮血症。酮体和尿酸竞相排出,抑制尿酸从肾小管排泄而使尿酸排出减少,能够促进痛风的急性发作。

(3) 蛋白质:高蛋白质饮食可导致内源性嘌呤合成增高,可能增加尿酸的前体,故应限制。一般按 0.8～1.0 g/千克体重,以植物蛋白质(豆类除外)和不含核蛋白的奶类、干酪、鸡蛋等作为主要来源。若合并肾脏疾病,则根据血浆蛋白浓度和尿蛋白丢失量决定蛋白质用量。

(4) 碳水化合物:水化合物可防止组织分解代谢产生酮体,使尿酸清除率和排泄量增加,应作为热量的主要来源。但果糖能增加腺嘌呤核苷酸分解,加速尿酸生成,故应限制摄入。

供给适量的碳水化合物。热量的主要来源应是植物性食物为主,如面粉、米类,但不要过量,因为糖可增加尿酸的生成与排出。

2. 限制嘌呤摄入　尿酸为嘌呤代谢的最终产物,高尿酸血症是体内核酸中嘌呤分解代谢紊乱所致。高尿酸血症的膳食治疗最主要是:禁用高嘌呤食物,限制嘌呤饮食,减少外源性核蛋白,以降低血清尿酸水平并增加尿酸的排出。限制嘌呤饮食,每天可减少尿酸 200～400 mg,血尿酸降低至 59.5 mol/L。食物嘌呤含量大致如下:① 高嘌呤食物即每 100 g 食物含嘌呤 100～1 000 mg 的有:动物内脏(如肝、肾、心等),肉精、肉馅及肉禽制作的汤,鱼类(如鲭鱼、沙丁鱼、淡菜、牡蛎、鱼卵、小虾等),禽类

（鹅、鹧鸪），含酵母的乳酸饮料。② 中等嘌呤食物即每 100 g 食物含嘌呤 90～100 mg 的有：除①外的肉类、鱼类、禽类、贝类、干豆类、菠菜、菇菌类、芦笋等。③ 低嘌呤食物有：精白米面、奶类、蛋类及其制品、水果、糖类及大部分蔬菜。花生、核桃等坚果类要少量。另外肉、禽类煮后弃汁，也可降低嘌呤含量。

痛风患者在急性期，应严格限制嘌呤在每天 150 mg 之内，可选食低嘌呤类食物；缓解期则予正常平衡膳食，禁用高嘌呤食物，有限制选用中等嘌呤食物，自由摄取低嘌呤食物。避免吃嘌呤含量高的饮食，以减少体内嘌呤代谢，应避免食内脏（肝、肾、脑、肺等）、鸽肉、沙丁鱼、鲱鱼、火腿等，避免过多的肉食，因肉类含嘌呤多，且使尿呈酸性，不利于治疗。控制饮食中蛋白质摄入量，每天不超过 1 g/kg。其他如蘑菇、扁豆、豌豆、菠菜、花生米等亦含嘌呤较多，亦宜少食。

过去主张用无嘌呤的饮食或严格限制富含嘌呤的食物，但在限制嘌呤时，也限制了蛋白质，长期食用对全身营养带来不良的影响。目前主张根据不同的病情，决定膳食中的嘌呤含量，限制含嘌呤高的食物。急性痛风时，每天嘌呤量应控制在 150 mg 以下，以免增加外源性嘌呤的摄入。禁止食用含嘌呤高的食物，如肝、腰子、胰、沙丁鱼、凤尾鱼、鳃鱼、鲭鱼、肉汁、小虾、肉汤、扁豆、干豆类。

3. 酒及饮料　忌酒，急性过量饮酒可使高尿酸血症急性发作，慢性长期饮酒也刺激使嘌呤产生增加，使病情加重。饮酒是高尿酸血症的相关危险因素。乙醇能造成体内乳酸堆积，对尿酸排泄有竞争性抑制作用，同时乙醇能促进嘌呤分解使尿酸增高，有些酒本身含嘌呤物（如啤酒），均可导致血尿酸增加。饮用威士忌类含铅的酒，使痛风的发病危险性增加了 3 倍。若在饮酒同时进高嘌呤、高蛋白质、高脂肪饮食，更易引起痛风急性发作。因可可碱、茶叶碱、咖啡碱在人体代谢成甲基尿酸盐，不是尿酸盐，不能生成痛风结石，所以对可可、咖啡、茶不严格限制。文献报道，嗜茶者高尿酸血症的检出率为不饮茶者的 2.7 倍，故高尿酸血症者应提倡少用或禁茶。

4. 盐及调味品 有报道,中老年人血尿酸水平有随嗜盐度增加而增高的趋势,但差异无统计学意义。但鉴于高尿酸血症与高血压、心血管疾病密切相关,故提倡适量食盐(每天≤6 g)。另报道,过分嗜好辛辣食物者平均血尿酸水平显著高于不食辛辣食物者,故应避免辛辣味浓烈的食物。

5. 多饮水 使每天饮水量 2 000～3 000 ml,有利于尿酸的排泄,稀释尿液可延缓结石增长的速度,亦有利于控制感染。

6. 碱化尿液 可使尿酸结石溶解,使 pH 为 6.2～6.5,但不要使尿液过分碱化如 pH>7.0,则钙盐易沉淀,可致磷酸钙与碳酸钙结石形成。可食新鲜水果、蔬菜,在体内最终产物是碱性,有利于治疗。

7. 其他 高尿酸血症者应多选择新鲜蔬菜、水果等碱性食物,特别是高钾、低钠的碱性蔬菜,补充维生素 B、C,既有利尿作用,又能促进尿酸盐溶解和排泄。另外,高尿酸血症患者应多饮水,稀释尿液,以利于尿酸排出,防止结石形成,最好保证每天饮水量 2 000～3 000 ml,以维持一定的尿量促进尿酸排泄。这是饮食环境中较为重要的环节。为防止尿液浓缩,可在睡前或半夜饮水。

8. 减肥 前已述及,肥胖者往往容易伴有高尿酸血症。肥胖引起高尿酸血症可能与体内内分泌系统紊乱有关,如雄激素和促肾上腺皮质激素(ACTH)水平下降,或酮体生成过多抑制尿酸排泄有关。但减肥除控制热量外,尚需注意几点:① 减肥应循序渐进,不可操之过急,饥饿疗法不可取。因为饥饿时,脂肪作为能源物质而分解增加,使血酮体增高,有机酸增加,竞争抑制肾脏尿酸排泄,导致高尿酸血症。故减重以每月1～2 kg为宜,做到三餐规律进食,吃饭速度不要过快,以消耗消化液。睡前不吃东西,少吃甜食。② 减肥要采用适当的有氧运动,减少内脏脂肪,减轻胰岛素抵抗。通常取中等运动量,使心率达到110～120 次/分钟,少量出汗为宜。每天早、晚各 30 分钟,每周 3～5 次。种类以走楼梯、打球、跳舞、游泳、健身运动等为好,避免剧烈运动。因为剧烈运动可使有氧运动转为无氧运动,肌肉中三磷酸腺苷(ATP)分解,向血液里大量释放肌苷、次黄嘌呤,使血尿酸增高,抑制肾脏对尿酸的排泄,因此要尽量避免。

③ 生活要有规律,注意劳逸结合,保证睡眠,保持心情舒畅。因为过度疲劳、紧张、焦虑、强烈的精神创伤等,均易诱发痛风发作。

9. 合理安排进餐的量及时间　一般而言,摄入的热量按早餐占30%,早加餐5%,中餐40%,晚餐25%较适宜,晚餐吃得七八分饱,晚餐尤其需食用清淡饮食,避免过量高脂肪、高蛋白质食物的摄入,避免高尿酸血症及痛风的发作。

10. 给充足的维生素、水和碱性食物　膳食中的维生素一定充足,许多蔬菜和水果是碱性食物,能够碱化尿,又能供给丰富的维生素和无机盐。每天液体的总量不得少于 3 000 ml 以促进尿酸盐排泄。同时可选用碳酸氢钠等药,使尿液碱性化,防止尿路结石。

11. 食物选择　高尿酸血症极有可能发展为痛风,高尿酸血症和痛风防治主要是靠食物控制,只要能选择好食物的种类就能很好地限制症状的发生。

(1) 食物嘌呤含量:根据食物嘌呤含量将食物分为 4 类。

1 类:含嘌呤最多的食物(每 100 g 含嘌呤 150~1 000 mg):肝、脑、肾、牛羊肚、沙丁鱼、凤尾鱼、鱼子、胰脏、浓肉汤、浓肉汁。

2 类:含嘌呤较多的食物(每 100 g 含嘌呤 75~150 mg):扁豆、干豆类、干豌豆,鲤鱼、大比目鱼、鲈鱼、贝壳类水产,熏火腿,猪肉、牛肉、牛舌、小牛肉、野鸡、鸽子、鸭、野鸭、鹌鹑、鹅、绵羊肉、兔、鹿肉、火鸡、鳗鱼、鳝鱼、淡鸡汤、淡肉汤、淡肝汤。

3 类:含嘌呤较少的食物(每 100 g 含嘌呤＜75 mg):芦笋、菜花、龙须菜、四季豆、青豆、鲜豌豆、菜豆、菠菜、蘑菇、麦片、青鱼、鲜鱼、鲑鱼、金枪鱼、白鱼、龙虾、鳝鱼、鸡肉、火腿、羊肉、淡牛肉汤、花生、麦麸面包。

4 类:含嘌呤很少的食物(每 100 g 含嘌呤＜30 mg):奶类、奶酪、蛋类,水果类,可可、咖啡、茶、海参、果汁饮料、豆浆、糖果、蜂蜜,精制谷类如富强粉、精磨稻米、玉米,蔬菜类如紫菜头、卷心菜、胡萝卜、芹菜、黄瓜、茄子、冬瓜、土豆、山芋、莴笋、西红柿、葱头、白菜、南瓜、果酱。

以上食物嘌呤含量分类多取材于未经烹调的食物,故仅供参考。

(2) 痛风急性发作期时的食物选择：痛风急性发作期只能采用牛奶、鸡蛋,精制面粉及含嘌呤少的蔬菜,多吃水果及大量饮水。禁食一切肉类及含嘌呤丰富的食物(禁用 1、2、3 类食物,任选 4 类食物)。可采用严格低嘌呤半流质膳食、软饭或普通饭。

● 痛风患者不能吃的食物(每 100 g 食物含嘌呤 75～100 mg)

鱼类：鲤鱼、鳕鱼、大比目鱼、鲈鱼、梭鱼、贝壳类、鳗鱼及鳝鱼。

肉食：熏火腿、猪肉、牛肉、牛舌、小牛肉、兔肉、鹿肉。

禽类：鸭、鸽子、鹌鹑、野鸡、火鸡。

● 痛风发作期尽可能不吃的食物(每 100 g 食物含嘌呤＜75 mg)

鱼蟹类：青鱼、鲱鱼、鲑鱼、鲫鱼、金枪鱼、白鱼、龙虾、蟹、牡蛎。

肉食：火腿、羊肉、牛肉汤、鸡、熏肉。

麦麸：麦片、面包、粗粮。

蔬菜：芦笋、四季豆、青豆、豌豆、菜豆、菠菜、蘑菇、干豆类、豆腐。

● 高尿酸血症患者应该禁止的食物(每 100 g 食物含嘌呤 100～1 000 mg)

肝、肾、胰、心、脑、肉馅、肉汁、肉汤、凤尾鱼、沙丁鱼、鱼卵、小虾、菠菜、鹅、斑鸡、石鸡、酵母。

● 高尿酸血症患者可以放心食用的食物

粮食：大米、小麦、小米、大米、荞麦、玉米面、精白粉、富强粉、通心粉、面条、面包、馒头、苏打饼干、黄油小点心。

蔬菜：白菜、卷心菜、胡萝卜、芹菜、黄瓜、茄子、甘蓝、芜青甘蓝、甘蓝菜、莴笋、刀豆、南瓜、倭瓜、西葫芦、番茄、山芋、土豆、泡菜、咸菜。

水果：各种水果。

蛋、乳类：鲜奶、炼乳、奶酪、酸奶、麦乳精。

饮料：汽水、茶、咖啡、可可、巧克力。

其他：各种油脂、洋菜冻、果酱、干果等。

● 避免高嘌呤食物

动物内脏、脑。

动物皮：鸡、鸭皮等。

荤菜汤：鸡、鸭、鱼、肉汤，凤尾鱼、沙丁鱼、蛤蚧、蟹、虾、鱿鱼干、干贝等。

蔬菜类：菠菜、豌豆、扁豆、龙须菜、花菜应少吃为宜。

(3) 慢性痛风时的食物选择：慢性期的患者可在全天蛋白质摄入量范围内，牛奶、鸡蛋清可不限量。全鸡蛋每天限用 1 个。瘦肉类，白色肉类(鱼、鸡)每天可选用 100 g，也可采用水煮肉类，弃其汤食其肉可减少嘌呤摄入。有建议每 2 天按急性期膳食供给，其余 5 天可选用含嘌呤 2、3 类食物。严禁一次吃过多的肉类及含嘌呤丰富的食物，如动物内脏类、浓肉汤类、沙丁鱼等。少用或不用含嘌呤多的蔬菜，如龙须菜、菠菜、蘑菇等。其他可选用精制米面及含嘌呤少的蔬菜(多选用黄绿色蔬菜水果等)。禁用含嘌呤量 1 类食物，限量选用 2、3 类食物，任意选用 4 类食物。

除去控制嘌呤的摄入量这一条基本原则之外，痛风患者的营养治疗还有以下注意事项。

减肥：保持正常体重是减少痛风发作的有效方法，但是减肥的速度应以不发生酮症为度，因为酮体会在肾脏与尿酸竞争排出。

低脂：清淡的饮食一方面可以减少热量的摄入有助于减肥，另一方面脂肪会阻碍肾脏排泄尿酸。

摄入适量的维生素 C 和维生素 B 族：这有助于组织中淤积的尿酸盐的溶解。

戒烟酒，多饮水：每天的饮水量应达到 2 500～3 000 ml，通过增加尿量来帮助肾脏排出尿酸，同时减轻尿酸对肾脏的损害。

饮食有度，绝不暴饮暴食：一次人量摄入嘌呤通常会导致痛风急性发作。

12. 食疗方　临床表明，食疗方法已经在肾病领域取得了很大效果。同时，食疗方法渐渐地受大家的推崇，以下的尿酸肾病食疗方法能给尿酸肾病患者带来意想不到的效果。

◆ 芦荟花宝 A。含芦荟、车前子、土茯苓、萆草等，性偏凉，有清利湿热、化痰祛瘀、增强肝肾排毒的功能,适合痛风各阶段服用。

◆ 地龙艾香。含地龙、丹参、艾草、杜仲等,性偏温,有活血化瘀、行气通络、温肾补气,改善血液循环的作用。适合间歇期及持续期服用。

◆ 菌宝。含猴头菇、茯苓等主要成分,性偏温,有健脾化湿、增强消化系统消化分解代谢的功能,增强免疫力。适合持续期及间歇期服用。

◎ 牛膝粥。配方:牛膝茎叶 20 g,粳米 100 g。制法:牛膝加水 200 ml,煎至 100 ml,去渣留汁,入粳米 100 g,再加水约 500 ml,煮成稀粥。功效:健脾祛湿止痛。用法:每天早晚温热顿服,10 天为 1 个疗程。

◎ 葡萄粥。配方:鲜葡萄 30 g,粳米 50 g。制法:粳米加水如常法煮粥,粥半熟未稠时,把洗净的葡萄粒加入,再煮至粥稠即可。功效:补肝肾,益气血。用法:早晚分食。

◎ 薏苡仁防风茶。配方:生薏苡仁 30 g,防风 10 g。制法:以上两者加水煮熬,去渣取汁。功效:祛风除湿,通络宣痹。用法:代茶饮,每天 1～2 剂,连饮 1 周。

◎ 木瓜粥。配方:鲜木瓜 1 个,粳米 50 g。制法:木瓜剖切为 4 块,或干木瓜片 20 g,加水 200 ml,煎至 100 ml,去渣取汁,入粳米、白糖,再加水 400 ml 左右,煮为稀粥,用白糖调味。功效:健胃祛湿,舒筋通络。用法:每天分 2～3 次,温热服食。

◎ 茯苓粥。配方:茯苓粉 15 g,粳米 30 g。制法:粳米加水煮粥,待粥将成时,调入茯苓粉稍煮。功效:健脾化湿。用法:早晚食用。

◎ 薏苡仁粳米粥。配方:薏苡仁粉 30～60 g,陈仓米(即陈粳米) 60 g。制法:以上两者同入砂锅内,加水 500 ml 左右,煮成稀粥。功效:健脾化湿,除湿蠲痹。用法:每天早晚餐顿服,10 天为 1 个疗程。

◎ 冬瓜赤豆汤。配方:冬瓜 30 g,赤小豆 15 g。制法:冬瓜、赤小豆加水适量,煮至豆烂熟,调味即可。功效:清热利湿。用法:随量食用。

◎ 赤豆薏苡仁粥。配方:赤小豆 15 g,薏苡仁、粳米各 30 g。制法:以上 3 味,加水如常法煮粥。功效:清热利湿,通络蠲痹。用法:早晚分食。

13. 食谱举例

● 痛风急性发作期一天食谱

早餐：脱脂牛奶 250 ml,果酱面包 50 g(果酱 15 g)。

早加餐：苹果 1 个(150 g)＋苏打饼干 25 g。

中餐：米饭 100 g,蒜香凉拌黄瓜(黄瓜 150 g),烩冬瓜(冬瓜 150 g),番茄蛋汤(蛋 1 个,番茄 100 g)。

晚餐：米饭 100 g,炒青菜(青菜 150 g),茼蒿蛋白汤(茼蒿 100 g,蛋白 1 个)(10 g),脱脂牛奶 250 ml。

一天烹调油：20 g。

一天食盐：5～6 g。

营养成分：热量 7 231 kJ,蛋白质 60 g,脂肪 46 g,碳水化合物 270 g。

● 痛风缓解期一日食谱举例 1

早餐：牛奶 250 ml,卤蛋 1 个,馒头 75 g。

早加餐：梨 1 个(150 g)＋苏打饼干 25 g。

中餐：米饭 100 g,炒嫩芹菜鸡肉丝(芹菜 150 g,鸡丝 75 g),凉拌番茄(番茄 150 g),青菜木耳汤(青菜 100 g,木耳 1 g)。

晚餐：米饭 100 g,凉拌苦瓜枸杞(苦瓜 100 g,枸杞 5 g),盐水河虾(河虾 75 g),炒空心菜(空心菜 150 g),丝瓜木耳汤(丝瓜 100 g,木耳 1 g)。

晚加餐：脱脂牛奶 250 ml,苏打饼干 1～2 片(10 g)。

1 天烹调油：25 g。

1 天食盐：5～6 g。

营养成分：热量 8 465 kJ,蛋白质 75 g,脂肪 55 g,碳水化合物 285 g。

● 痛风缓解期 天食谱举例 2

早餐：牛奶 250 ml、面包 100 g。

午餐：西红柿 100 g、鸡肉 50 g、圆白菜 100 g、富强粉 100 g、粳米 50 g。

晚餐：鸡蛋 35 g、芹菜 100 g、黄瓜 100 g、蛋 35 g、粳米 100 g。

另全天用油 21 g。

这份 1 天食谱所含热量为 1 600 kcal,嘌呤含量在 100 mg 以下,适合中等身材的痛风缓解期患者采用。

14. 饮食安排

(1) 每天服牛奶 250 ml,以补充蛋白质。

(2) 每周两餐肉类,每餐 50～100 g,可选用鱼或家禽。

(3) 可食用各种果类制品,如果汁、坚果等,以及谷类制品,如面粉、麦片、米饭。

(4) 要多饮水,每天尿量应保持在 2 000 ml 以上,预防尿路结石发生。

(5) 避免暴饮暴食或饥饿,慎服浓茶、咖啡。

糖尿病肾病的饮食疗法

饮食治疗对糖尿病患者来说是最为重要的。任何一种糖尿病类型,任何一位糖尿病患者,在任何时间内都需要进行糖尿病饮食治疗。糖尿病饮食治疗的作用有以下几点。① 控制血糖。② 降低体重。③ 增加身体对胰岛素的敏感性。

糖尿病饮食治疗的原则包括:① 控制总热量。② 合理安排碳水化合物、脂肪、蛋白质等营养物质的比例,做到科学的、平衡的饮食。③ 少食多餐,一天不少于 3 餐,1 餐不多于 100 g 是比较合适的吃法。④ 高纤维饮食,以利于血糖的下降和大便的通畅。⑤ 清淡饮食,不吃糖,少吃盐。⑥ 少喝酒,不吸烟。

1. 饮食要求　糖尿病的饮食原则是低热量饮食。基本要求是:控制摄入总热量,合理配餐(适量碳水化合物、适量蛋白质、低脂肪、多吃蔬菜),少食多餐,不饮酒、不吸烟、多饮水,高纤维素饮食。糖尿病肾病作为糖尿病的并发症,饮食与糖尿病又有区别。因为糖尿病一旦进入并发症阶段,保护心、脑、肾等各器官功能,就显得异常重要。治疗糖尿病肾病应注意中西医结合。用西药降血糖,中药治疗并发症。糖尿病肾病饮食原则要求优质低蛋白质饮食。所谓优质,牛奶蛋白是最好的,其次是鸡蛋、禽蛋蛋白,再其次是鱼类蛋白、瘦肉蛋白,植物蛋白为劣质蛋白,比如豆制品、日常的馒头、米饭所含的蛋白质,应该限制,以免增加肾脏负担。糖尿病肾病饮食还应注意高钙低磷。高钙的东西往往也高磷,像动物脑子和内脏、排骨、虾皮、壮骨粉之类肯定高磷,不宜多吃。同时,适当补充纤维素、维生素等也很重要。所以多吃玉米等粗粮以及蔬菜、含糖低的水果等有益。

2. 食疗方　因为糖尿病性肾病在排尿时会丢失大量的蛋白质,所以选择能提供高价蛋白、固摄肾气的食疗方,将有助于补充蛋白质的丢失和有利于降低蛋白尿,保护肾脏功能。

◎ 葛菜煲鱼。原料:杏仁 25 g,葛菜 450 g,猪蹄 450 g,鱼 1 条,罗汉果 1/5 个。做法:葛菜洗净,猪蹄用凉水涮过,鱼冻煎黄铲起。把适量水煲滚,放下葛菜、鲢鱼、猪蹄、罗汉果、杏仁煲滚,慢火煲 3～4 小时,下盐调味,分服。

◎ 银芽炒肉丝。原料:银芽 250 g,银鱼干 25 g,姜丝 1 汤匙,猪瘦肉 100 g(切丝),韭黄 50 g(切段)。做法:银鱼干洗净,沥干水,用滚油炸香捞起。银芽炒熟铲起。肉丝加入生粉及油少许拌匀,下油爆姜,下肉丝炒至将熟时,加入银芽,韭黄炒匀,入调料,勾芡,下银鱼干兜匀上碟。

◎ 肉丝炒凉瓜。原料:凉瓜 300 g(切丝),猪瘦肉 150 g(切丝),蒜茸 1 茶匙,豆豉 1 汤匙,生抽、糖、麻油各适量。做法:肉丝用调料拌匀,爆透凉瓜,下蒜茸、豆豉爆香,下肉丝炒熟,勾芡上碟。

◎ 脆耳嫩藕滑肉片。原料:猪瘦肉 200 g,木耳 25 g,葱 2 根(切段),生抽、糖、麻油各适量。做法:嫩藕刨皮洗净,切成细丝。瘦肉切丝,放入生抽 1 茶匙拌匀略腌。木耳浸水洗净,切丝待用。用油 2 汤匙爆炒葱段、肉丝及木耳。将藕丝及调料加入炒匀,即可食。

◎ 赤小豆冬瓜汤。赤小豆 50 g,冬瓜 250 g。先将赤小豆煮到将烂,放入冬瓜,待两物煮熟后,吃豆及冬瓜,并饮汤。本品有清热利尿的作用,适用于糖尿病并发水肿或皮肤有疖痈者。

◎ 猪胰玉米须。猪胰 1 具,玉米须 30 g,两物同煮 30 分钟,每天 1

剂,10天为1个疗程。适用于糖尿病口干、口渴欲饮或有浮肿者。

◎ 双皮花粉饮。西瓜皮、冬瓜皮50 g,天花粉15 g,三物水煎取汁饮用。每天2次,有清热祛湿的功效。适用于糖尿病口渴、尿浊者。

◎ 冬瓜霜。用玻璃片轻轻刮下冬瓜皮上的白霜,隔水蒸熟,每次服用的1粒蚕豆大分量的冬瓜霜即可,每天1~2次。冬瓜霜性寒,对糖尿病口渴、多饮、多尿等症状有效。

◎ 豆角炒牛肉:牛肉150 g(切粗丝),青豆角250 g(切段),姜丝1汤匙,冬菜1汤匙。炒熟青豆角铲起。牛肉丝加调料腌10分钟。下油爆姜丝,下牛肉炒至将熟时,加入青豆角、冬菜炒匀,入调料,勾芡上碟。

◎ 陈皮鸭汤。瘦鸭半只,冬瓜1 200 g,芡实50 g,陈皮10 g。冬瓜连皮切大块。鸭用凉水涮过。把适量水煮滚,放入冬瓜、鸭、陈皮、芡实,煲滚,以慢火煲3小时,下盐调味。此汤有益肾固精、利湿消肿、降糖、开胃之功。适用于糖尿病性肾病,水肿、腰痛、蛋白尿等病症。

◎ 冬菇豆腐汤。板豆腐2块,冬菇5~6只,葱粒1汤匙,清水约25杯,蒜茸豆瓣酱1汤匙。板豆腐略冲净,打干,即放入滚油内,炸至金黄酥地捞起,吸干油分,待用。浸软冬菇,去蒂,洗净,沥干水分,待用。烧热油约1/2汤匙,爆香蒜茸豆瓣酱,注入清水,煮至滚,放入冬菇,滚片刻,至出味及汤浓,最后加入脆豆腐,待再度滚起时,以适量盐及胡椒粉调味,即可盛起,撒上葱粒,趁热食用。此汤有降糖益肾之功。适用于糖尿病肾病。

◎ 海带冬瓜汤。海带200 g,紫菜50 g,冬瓜250 g,无花果20 g。冬瓜去皮、瓤,洗净切成小方块。海带用水浸发,洗去咸味。无花果洗净。用6碗水煲冬瓜、海带、无花果,煲约2小时,下紫菜,滚片刻即成。此汤有利湿消肿、降糖益肾之功。适用于糖尿病性肾病。

◎ 冬瓜瘦肉汤。冬瓜400 g,冬菜2汤匙,猪瘦肉150 g。冬瓜去皮、瓤,洗净,切小粒。冬菜洗净抹干水。猪瘦肉洗净,抹干剁细,加调料腌10分钟。加入适量水烧成,放入冬瓜烧滚,下瘦肉搅匀熟后,下冬菜,加盐调味即成。此汤有养血祛湿消肿之功。适用于糖尿病性肾病。

◎ 玉米须粥。新鲜玉米须100 g(干品50 g),小米50 g,精盐适量。

先将玉米须洗净,加水适量,煎汁去渣,加入小米煮粥,粥将熟时,调入精盐,再煮1~2分钟即可。每天2次,温热服食,7~10天为1个疗程。

◎ 瓠子粥。瓠子6个,羊肉500 g,白面100 g,草果5枚,生姜、葱、醋各适量。先将羊肉洗净,切成小块,与草果同入沙锅中加水适量,大火煮沸,撇去沫。将瓠子去瓤、皮,切片,入锅中。将白面拌成疙瘩,待肉熟后,倒入锅内,搅匀,粥熟后,加入姜末、葱花、盐、醋即可。趁温热服食。

◎ 加味茯苓粥。茯苓30 g(干品15 g),粳米50 g。先将茯苓加水200 ml,煎至100 ml,去渣留汁,入粳米,再加水400 ml左右,煮至米开花,粥调即成。每天2次,温热服食。

◎ 冬瓜粥。新鲜连皮冬瓜500 g,粳米100 g,麻油、味精适量。将冬瓜洗净,切成小块,同粳米共入锅中,加水适量煮粥,调入味精、麻油即成。供早晚服食。10~15天为1个疗程。

◎ 莲子粥。莲子25 g,糯米100 g,冰糖适量。将莲子、糯米淘洗干净,共入锅中,加水适量煮粥,待熟时加入少许冰糖稍炖即成。供早、晚餐服食,连食数剂。

◎ 黄芪粥。生黄芪30~60 g、粳米60 g、陈皮末10 g。先将黄芪煎汤去渣,然后加入粳米煮成粥,粥成后加入陈皮末即可。连食数日。本方能改善肾脏功能,消除蛋白尿,增强体质。

◎ 芡实白果粥。芡实30 g、白果10个、糯米30 g。将白果去壳,与芡实、糯米共入锅中加水煮成粥。本方可疗肾病属脾虚湿盛,小便淋浊,尿中有蛋白排出者。

◎ 黑豆炖猪肉。黑豆50 g、猪瘦肉100 g。先将猪瘦肉置于水中煮开,再下黑豆共炖,熟后加适量调味品,食肉饮汤。本方有补肾、利尿、健脾等作用。

◎ 鲫鱼灯心粥。鲫鱼1条(去鳞及内脏)、灯心草6 g、大米50 g。上料同煮成粥。去灯心草,食粥吃鱼。具有利水和补充蛋白质的作用。

◎ 枸杞子粥。枸杞子30 g、粳米50 g。两物同煮成粥,早晚食用。具有补肾健脾、消除蛋白尿的作用。

高血压肾病的饮食疗法

高血压肾病的表现：早期夜尿增多，继之出现蛋白尿，个别患者发生血尿，一般无腰痛。常常合并动脉硬化性视网膜病变、左心室肥厚、冠心病、心力衰竭、脑动脉硬化、脑血管意外。恶性高血压则伴有心脑并发症，病情迅速发展，大量蛋白尿和血尿，肾功能迅速减退，甚至尿毒症。

高血压可引起心、脑、肾等多脏器的并发症，可导致很高的致残率和致死率，10%的高血压患者死于肾功能衰竭。因此，高血压与肾病是一对名副其实的"难兄难弟"。但很多患者认识不到高血压对肾脏的威胁，对付高血压，需药物治疗和饮食保健双管齐下。

少饮酒或不饮酒；不吃荤油及动物内脏等含胆固醇高的食品；不吃或少吃咸菜、腌制性食品；每天摄取的钠盐应在 6 g 以内；尽可能多吃有利于降压的蔬菜。芹菜、油菜、苋菜是天然降压药。高血压肾病患者应低盐饮食，因钠的摄入量与高血压发病率呈正相关。食盐内含有氯化钠，钠盐有收缩血管、升高血压的作用，故有肾脏损害的高血压患者应该控制食盐的摄入，每天不超过 6 g。值得一提的是，钠与氯广泛存在于肉、鱼、蛋、奶、菜等多种食物和饮水中，仅从天然食物中摄入钠量就足以维持体内钠的代谢。若血压很高，浮肿明显，可给予无盐饮食。

高血压肾病患者应限制蛋白质的摄入量，并选用含生物学效价较高的动物蛋白质为主的食物，如牛奶、鸡蛋等。因临床和实验研究均证明，高蛋白质饮食可增加肾小球的血流量和压力，低蛋白质饮食后可使过度增高的肾小球滤过率下降，而每天适量的蛋白质(0.8～1.0 g/kg 体重)饮食也可使高血压肾病患者的肾小球滤过率下降速度减慢。

1. 饮食保健　在聚餐、饮酒、熬夜、打牌等活动中，容易出现暴饮暴食、睡眠不足、情绪激动等现象，高血压患者如何从饮食上来调节呢？

首先，从现在开始要少吃盐，这是关键。因为，食盐越多，血压升高的概率越大。每天食盐不应超过 5 g。

第二，要适量增加含钾食物的摄入，如水果、蔬菜和瘦肉等。这些食品中含有钾、维生素 C、亚油酸等,它们能扩张血管,有利于血管变得柔软,降低交感神经的活性,使血压降低,运转正常。过年期间,聚会多,饮食多不节制,血管负担重,节后增加含钾食物有助于血管的恢复。但如有肾功能减退,则要慎用含钾高的食物。

第三,多补充一些像含钙、镁元素的食物,特别是节日暴饮暴食,胃肠功能紊乱,影响钙、镁吸收。因为体内缺钙容易导致高血压,缺镁则易使血管硬化,所以也需要补充。含镁高的食物有豆制品、牛奶、蚌壳、贝类食物。富含钙质的食物比较多,如海带、芝麻酱、山楂、虾米皮、绿叶蔬菜、雪里蕻、榨菜、鱼类、排骨和猪爪等。

第四,要增加含维生素和矿物质的食物,适当增加不饱和脂肪酸的摄入,但要减少动物脂肪的摄入,少吃含糖类食物,食糖过多则易升高三酰甘油,使血液黏度增大,并使血钙降低,不利于降低血压。

第五,应当戒烟戒酒。吸烟饮酒,会使血压升高;大量饮酒特别是高浓度的烈酒,能使血管膨胀,血压急骤升高,而且极易诱发中风。只有远离烟酒,方可保血压平安。

2. 食疗方

◎ 芹菜煲红枣。每次可用芹菜 200～400 g,红枣 50～100 g,煲汤分次服用。如不是芹菜季节,用干的芹菜头 150～250 g 与红枣煲水饮,对高血压患者亦有疗效。

◎ 鲜芹苹果汁。能降血压,平肝,镇静,解痉,和胃止吐,利尿。适用于眩晕头痛、颜面潮红、精神易兴奋的高血压患者。用鲜芹菜 250 g,苹果1～2 粒。将鲜芹菜放入沸水中烫 2 分钟,切碎与清苹果绞汁,每次 1 杯,每天 2 次。

◎ 芹菜根炖马蹄:常用有降压、安神、镇静功效。用芹菜根 60 g,马蹄 6 粒,芹菜根和马蹄放入砂锅炖水饮。

◎ 桃仁粥。原料:桃仁 10～15 g,粳米 50～100 g。制作:先将桃仁捣烂如泥,加水研汁去渣,同粳米煮为稀粥。用法:每天 1 次。功效:活血通经,祛瘀止痛。适用于高血压、冠心病、心绞痛等。宜忌:用量不宜过大;怀孕妇女及平素大便稀薄者不宜服用。

◎ 山楂粥。原料:山楂 30～40 g,粳米 100 g,砂糖 10 g。制作,先将山楂入砂锅煎取浓汁,去渣,然后加入粳米、砂糖煮粥。用法:可在两餐之间当点心服食,不宜空腹食。功效:健脾胃、消食积、散瘀血。适用于高血压、冠心病、心绞痛、高脂血症以及食积停滞、腹痛、腹泻、小儿乳食不消等。

◎ 玉米糕。原料:新玉米面 450 g,红糖 200 g,食用碱 4 g,熟猪油 15 g,发酵面 50 g。制作:把发酵粉和玉米面掺适量清水合成团后发酵,发酵好之后加上述其他原料揉均匀,然后用湿布盖好,饧 1 个小时。再反复揉已饧好的面团,整块投入蒸锅铺平,用旺火蒸 25 分钟左右。出笼略凉后刀切为块或菱状即可随意食用。功能:调中开胃,适用于高血压等症。

◎ 胡萝卜粥。原料:新鲜胡萝卜、粳米各适量。制作:将胡萝卜洗净切碎,与粳米同入锅内,加清水适量,煮至米开粥稠即可。用法:早晚餐温热食。本粥味甜易变质,需现煮现吃,不宜多煮久放。功效:健脾和胃,下气化滞,明目,降压利尿。适用于高血压以及消化不良、久痢、夜盲症等。

◎ 藕藏花生。原料:大藕 1 kg,花生米 200～300 g,白糖若干。制作:在藕节的一端切开灌入花生米,灌满后将切下的藕接在切口处用竹签固定,放入锅内用冷水浸没,中火煮 2 小时至藕酥熟,然后挤汁水 2 碗,食用时用刀切成厚片,每天 2 次为宜,以白糖佐食。功能:补脾润肺、止血化痰,高血压、心血管病患者宜食。

◎ 西米(猕猴桃)粥。原料:西米 100 g,猕猴桃 200 g,白糖 100 g。制作:洗净西米浸泡 30 分钟沥干,猕猴桃去皮用刀切成豆粒大小的丁块;大火烧开倒入西米,开水后改成中火将其他原料放入锅中,稍煮即成。功能:滋补强身,解热止渴,宜于患高血压等病的中老年人。

3. 中药泡茶

◎ 菊花茶。所用的菊花应为甘菊,其味不苦,尤以苏杭一带所生的大白菊或小白菊最佳,每次用 3 g 左右泡茶饮用,每天 3 次;也可用菊花加金银花、甘草同煎代茶饮用,其有平肝明目、清热解毒之特效。对高血压、动脉硬化患者有显著疗效。

◎ 山楂茶。山楂所含的成分可以助消化、扩张血管、降低血糖、降低血压。同时经常饮用山楂茶,对于治疗高血压具有明显的辅助疗效。其饮用方法为,每天数次用鲜嫩山楂果 1～2 枚泡茶饮用。

◎ 荷叶茶。中医实践表明,荷叶的浸剂和煎剂具有扩张血管、清热解暑及降血压之效。同时,荷叶还是减脂去肥之良药。治疗高血压的饮用方法是:用鲜荷叶半张洗净切碎,加适量的水,煮沸放凉后代茶饮用。

◎ 槐花茶。将槐树生长的花蕾摘下晾干后,用开水浸泡后当茶饮用,每天饮用数次,对高血压患者具有独特的治疗效果。同时,槐花还有收缩血管、止血等功效。

◎ 首乌茶。首乌具有降血脂,减少血栓形成之功效。血脂增高者,常饮首乌茶疗效十分明显。其制作方法为取制首乌 10～20 g,加水煎煮 30 分钟后,待温凉后当茶饮用,每天 1 剂。

◎ 葛根茶。葛根具有改善脑部血液循环之效,对因高血压引起的头痛、眩晕、耳鸣及腰酸腿痛等症状有较好的缓解功效。经常饮用葛根茶对治疗高血压具有明显的疗效。其制作方法为:将葛根洗净切成薄片,每天 30 g,加水煮沸后当茶饮用。

◎ 莲子心茶。所谓莲子心是指莲子中间青绿色的胚芽,其味极苦,但却具有极好的降压去脂之效。用莲子心 6～10 g,开水冲泡后代茶饮用,每天早晚各饮 1 次,除了能降低血压外,还有清热、安神、强心之特效。

◎ 决明子茶。中药决明子具有降血压、降血脂、清肝明目等功效。经常饮用决明子茶有治疗高血压之特效。每天数次用 15～20 g 决明子泡水代茶饮用,不啻为治疗高血压、头晕目眩、视物不清之妙品。

◎ 桑寄生茶。中草药桑寄生为补肾补血要剂。中医临床表明,用桑寄生煎汤代茶,对治疗高血压具有明显的辅助疗效。桑寄生茶的制作方法是:取桑寄生干品 15 g,煎煮 15 分钟后饮用,每天早晚各 1 次。

◎ 玉米须茶。玉米须不仅具有很好的降血压之功效,而且也具有止泻、减少蛋白尿、利尿和养胃之疗效。泡茶饮用每天数次,每次 25~30 g。在临床上应用玉米须治疗因肾炎引起的浮肿和高血压的疗效尤为明显。

◎ 苦丁茶。每次 3 g,每天 2 次,温开水冲服。功用消热泻火平肝。适用于肝火亢盛所致高血压病。

◎ 菊槐茶。杭白菊、槐花、绿茶各 3 g,沸水冲泡代茶饮。功用清热散风。适用于高血压病眩晕明显者。

◎ 菊花山楂茶。野菊花、山楂、绿茶各 10 g,沸水冲泡代茶饮。功用清热除瘀,消食健胃,并能降脂。可用于高血压病及高脂血症、冠心病。

◎ 杜仲茶。杜仲叶、绿茶各 6 g,沸水冲泡,加盖 10 分钟后饮用,每天 1 剂。功用补肝肾,强筋骨。适用于高血压病合并心脏病患者。

◎ 玉米须配绿茶。玉米须 30 g,绿茶 5 g,沸水冲泡代茶饮。功用清热利尿消肿。适用于高血压病有水肿者或合并肾脏疾患者。

尿路感染的饮食疗法

一般原则:避免食用辛辣刺激性食品及温热性的食物,如韭菜、生姜、胡椒、葱、蒜、羊肉、狗肉、兔肉。

饮食安排:多饮水,每天 1 500~2 000 ml 以上,可增加尿量,对感染的泌尿道有"冲洗"和"清洁"的作用。

宜吃清淡、富含水分的食物、蔬菜水果,因其含有丰富的维生素 C 和胡萝卜素等,有利于泌尿道炎症消退和泌尿道上皮细胞的修复。选择有清热解毒、利尿通淋的食物,如菊花、马齿苋、冬瓜等。

肾结石的饮食疗法

肾脏病患者在对自己的病情了解后需要进行正规的治疗,同时应该配合医生积极开展饮食疗法,如果能做到科学饮食就能促使病情稳定好转减少结石复发,早日康复。

肾结石由多种不同化学物质构成,有条件应测定其成分。饮食需注意：浓茶、咖啡、豆制品、洋葱、萝卜、菠菜、芹菜、笋类等都不宜多吃。可随意的食物：绿豆、赤豆、凉粉、粉丝、豆芽、西红柿、冬瓜、丝瓜、肉类、蛋类等,鼓励多饮水,磁化水可以减轻肾结石的发生。

高胆固醇、高血脂的饮食疗法

哪些食物中含较高的胆固醇？食物中胆固醇含量最高的是：动物内脏以猪、牛、羊的脑,其次为肾、肝、肺、肠、胃等,再有就是蛋类中的蛋黄、鱼类中的鱼卵等都含有较高的胆固醇。因此,患高脂血症的患者,对这类食品应该严格控制。

哪些食物中含有三酰甘油的成分？脂肪类食物如肥肉、猪油等主要成分是三酰甘油(占98％),人们吃饭、面等主食,其中的淀粉也能转成三酰甘油,尤其是以巧克力类更甚。所以患高脂血症的患者除了在副食的选择上要有所掌握,在主食方面饭量也要有所控制,以基本上不感到饥饿为宜,不能过量,另外有吃零食的习惯的人要改掉习惯,尽量不让血三酰甘油升高。

血中胆固醇升高或三酰甘油升高,血液黏稠度增高,特别是在肾病综合征中比较明显,主要是脂肪代谢紊乱所致。

低脂饮食：可选用蛋白、鲜牛奶、脱脂牛奶、去皮的家禽肉、精肉、兔肉、河鲜鱼、草鱼等。

不宜进食(含脂肪高)：脑子、蛋黄、河虾、虾米、蟹黄、肫干、腰子、肚子、肠、肉松、凤尾鱼、鳗鱼、鸡皮、鸭皮等。

肾病患者怎样摄入蔬菜、水果

肾脏患者,如果一般尿量正常,无尿少或肾功能衰竭,应多食青菜、水果,以供给充足的维生素。如患者尿量减少,特别是每天不足500 ml时则要选择性地食用蔬菜和水果。因为蔬菜水果中一般含钾均较高。血钾过高,可导致心跳骤停,危及生命。

蔬菜、水果、谷类都是富含钾的食物,其中含钾高的水果有西瓜、香蕉、菠萝、芒果、枣、香瓜等;蔬菜中含钾高的有菠菜、芹菜、竹笋、马铃薯等。肾脏病患者在少尿阶段应少吃,如果是用利尿剂后,血钾偏低时,则可多吃,特别是鲜果汁含钾丰富,可作为口服补钾之用。

腹膜透析患者饮食注意

腹膜透析是利用腹膜作为透析膜,把灌入腹腔的透析液与血液分开。浸泡在透析液中的腹膜作为半透膜,具有面积大、毛细血管丰富等特点。使血液与透析液进行广泛的物质交换,以达到清除体内代谢产物和毒物,纠正电解质、酸碱平衡失调的目的。

由于腹膜透析伴有大量的蛋白质丢失,因此患者在摄取高蛋白质食物时,其中50%为优质蛋白质,如:鱼、瘦肉、牛奶、鸡蛋等含有必需氨基酸丰富的动物蛋白质。此外,尽量避免高磷食物。

每天摄入总热量(包括饮食和透析液)中,50%来自碳水化合物,30%来自脂肪,20%来自蛋白质。如体重增加迅速,浮肿或高血压,需限制水钠的摄入,并根据血电解质水平,适当进行饮食调节。

肾脏病患者营养膳食表

表4　常用食物热量、三大产热营养素及钾钠钙磷含量

谷类及制品(100 g)								
食物名称	热量 (kcal)	蛋白质 (g)	脂肪 (g)	糖类 (g)	钾 (mg)	钠 (mg)	钙 (mg)	磷 (mg)	胆固醇 (mmol)
标准米	343	7.7	0.6	76.3	97	2.4	11	121	
标准面粉	344	12.7	1.5	71.5	100.9	3.1	31	188	
富强粉	350	10.3	1.1	74.6	128	2.7	27	114	
标准粉挂面	344	10.1	0.7	74.4	157	15	14	153	
糯米	343	7.9	0.8	76	125	2.8	21	94	
玉米面	340	12.1	3.3	69.6	249	2.3	22	196	
油面筋	490	26.9	25.1	39.1	45	29.5	29	40	
烤麸	121	20.4	0.3	9.1	230	30	38	72	
畜肉禽鱼蛋类(100 g)								
食物名称	热量 (kcal)	蛋白质 (g)	脂肪 (g)	糖类 (g)	钾 (mg)	钠 (mg)	钙 (mg)	磷 (mg)	胆固醇 (mmol)
猪肉(瘦)	143	20.3	6.2	1.5	305	57.5	6	189	81
猪大排	264	18.3	20.4	1.7	274	44.5	8	125	165
牛肉(瘦)	106	20.2	2.3	1.2	284	53.6	9	172	58
全鸡(无内脏)	167	19.3	9.4	1.3	251	63.3	9	156	124.5
全鸭(无内脏)	240	15.5	19.7	0.2	191	69	6	122	120
青鱼	116	20.1	4.2	0.2	325	47.4	31	184	108

畜肉禽鱼蛋类(100 g)

食物名称	热量 (kcal)	蛋白质 (g)	脂肪 (g)	糖类 (g)	钾 (mg)	钠 (mg)	钙 (mg)	磷 (mg)	胆固醇 (mmol)
草鱼	112	16.6	5.2	0	312	46	38	203	86
鳊鱼	135	18.3	6.3	1.2	215	41.1	89	188	94
鲫鱼	108	17.1	2.7	3.8	290	41.2	79	193	130
带鱼	127	17.1	4.9	3.1	280	151.1	28	191	76
鲳鱼	142	18.5	7.8	0	328	62.5	46	155	77
河虾	84	16.4	2.4	0	329	133.8	325	186	240
河蟹	103	17.5	2.6	2.3	181	193.5	126	182	267
鸡蛋	156	12.8	11.1	1.3	121	125.7	44	182	585
鸭蛋	180	12.6	13	3.1	135	106	62	226	565
皮蛋	171	14.2	10.7	4.5	152	542.7	63	165	608

乳类(100 ml)

食物名称	热量 (kcal)	蛋白质 (g)	脂肪 (g)	糖类 (g)	钾 (mg)	钠 (mg)	钙 (mg)	磷 (mg)	胆固醇 (mmol)
牛奶	54	3	3.2	3.4	109	37.2	104	73	16.6
酸奶	72	2.5	2.7	9.3	150	39.8	118	85	17.6
脱脂酸奶	57	3.3	0.4	10	156	27.7	146	91	16.6
全脂奶粉	478	20.1	21.2	51.7	449	260.1	476	469	110
白脱	742	82.7	0	43	18	1	14	152	

干豆类及其制品(100 g)

食物名称	热量 (kcal)	蛋白质 (g)	脂肪 (g)	糖类 (g)	钾 (mg)	钠 (mg)	钙 (mg)	磷 (mg)	胆固醇 (mmol)
黄豆(大豆)	359	35.1	16	18.6	1 503	2.2	191	465	
绿豆	316	21.6	0.8	55.6	787	3.2	81	337	
赤豆	309	20.2	0.6	55.7	860	2.2	74	305	
内酯豆腐	49	5	1.9	2.9	95	6.4	17	57	
豆腐干	140	16.2	3.6	10.7	140	76.5	308	273	
豆腐皮	409	44.6	17.4	18.6	536	9.4	116	318	

续 表

蔬菜及水果(100 g)

食物名称	热量(kcal)	蛋白质(g)	脂肪(g)	糖类(g)	钾(mg)	钠(mg)	钙(mg)	磷(mg)	胆固醇(mmol)
大白菜	286	6.2	0.8	63.5	2269	492.5	908	48.5	
青菜	15	1.5	0.3	1.6	178	73.5	90	36	
芹菜(茎)	20	1.2	0.2	3.3	206	159	80	38	
花菜	24	2.1	0.2	3.4	200	31.6	23	47	
菠菜	24	2.8	0.5	2.8	311	85.2	66	47	
空心菜	20	2.2	0.3	2.2	23	94.3	99	38	
卷心菜	22	1.5	0.2	3.6	124	27.2	49	26	
茭白	23	1.2	0.2	4	209	5.8	4	36	
白萝卜	20	0.9	0.1	4	173	61.8	36	26	
胡萝卜	37	1.0	0.2	7.7	190	71.4	32	27	
马铃薯	76	2.0	0.2	16.5	343	2.7	8	40	
芋艿	79	2.2	0.2	17.1	378	33.1	36	55	
山药	56	1.9	0.2	11.6	213	18.6	16	34	
竹笋	19	2.6	0.2	1.8	389	0.4	9	64	
西红柿	19	0.9	0.2	3.5	163	5.0	10	2	
柿子椒	22	1.0	0.2	4.0	142	3.3	14	2	
长茄子	19	1.0	0.1	3.5	136	6.4	55	0.57	
刀豆	35	3.1	0.2	5.3	209	5.9	48	57	
毛豆	123	13.1	5.0	6.5	478	3.9	135	188	
长豇豆	29	2.7	0.2	4.0	145	4.6	42	50	
豌豆	105	7.4	0.3	18.2	332	1.2	21	127	
蚕豆	104	8.8	0.4	16.4	391	4.0	16	200	
紫菜	207	26.7	1.1	22.5	1 796	710.5	264	105	

蔬菜及水果(100 g)

食物名称	热量(kcal)	蛋白质(g)	脂肪(g)	糖类(g)	钾(mg)	钠(mg)	钙(mg)	磷(mg)	胆固醇(mmol)
海带(浸)	14	1.1	0.1	2.1	222	107.6	241	29	
鲜蘑菇	20	2.7	0.1	2.0	312	8.3	6	94	
鲜香菇	19	2.2	0.3	1.9	20	1.4	2	53	
橙	47	0.8	0.2	10.5	159	1.2	20	22	
柑	51	0.7	0.2	11.5	154	1.4	35	18	
梨(鸭梨)	43	0.2	0.2	10.0	77	1.5	4	14	
苹果	52	0.2	0.2	12.3	119	1.6	4	12	
葡萄	43	0.5	0.2	9.9	104	1.3	5	13	
蜜桃	41	0.9	0.2	9.0	169	2.9	10	21	
香蕉	91	1.4	0.2	20.8	256	0.8	7	28	
柚	41	0.8	0.2	9.1	119	3.0	4	21	

油脂类(100 ml)

食物名称	热量(kcal)	蛋白质(g)	脂肪(g)	糖类(g)	钾(mg)	钠(mg)	钙(mg)	磷(mg)	胆固醇(mmol)
菜籽油	899		99.9		2.4	7.0	9	9	
豆油	899		99.9		3	4.9	13	7	
花生油	899		99.9		1	3.5	12	15	
芝麻油	898		99.7			1.1	1	18	
玉米油	895		99.2		2	1.4	1	18	

表5　常用食物含水量

食物名称	重量(g)	含水量(ml)	食物名称	重量(g)	含水量(ml)
牛奶	100 ml	87	饼干	100	0
豆浆	100 ml	90	面包干	100	0
米粥	100 ml	90	苹果	100	85
米饭	100	71	香蕉	100	77

续　表

食物名称	重量(g)	含水量(ml)	食物名称	重量(g)	含水量(ml)
挂面	100	10	桃子	100	88
带汤面条	100	86	橘子	100	77
包子	75	51	梨	100	87
馒头	50	40	西瓜	100	94
糖包	50	40	葡萄	100	88
花卷	50	40	西红柿	100	96
烙饼	50	37	黄瓜	100	96
油条	50	16	鸡蛋	100	63
面包	50	17	鸭蛋	100	75
蛋糕	45	19	皮蛋	100	67

表6　肾功能不全代偿期饮食指导

进餐时间	内容	食物	重量(g或ml)
7:00	大米粥	大米	50
	馒头	富强粉	50
	蛋	鸡蛋	50
9:00	甜牛奶	牛奶	200
		白糖	15
11:00	米饭	大米	120
	青鱼黄瓜	青鱼片	50
		黄瓜	200
14:30	水果	苹果	150
17:00	米饭	大米	110
	肉末粉皮	猪瘦肉	40
		粉皮	200
	全日烹调用油		45
	全日用食盐		3

177

表7　肾功能不全失代偿期饮食指导

进餐时间	内　容	食　物	重量(g 或 ml)
7:00	甜牛奶	牛奶	230
		白糖	15
	麦淀粉饼	麦淀粉	50
	馒头	富强粉	50
11:00	麦淀粉水饺	麦淀粉	125
		青菜	75
		猪瘦肉	40
14:30	水果	苹果	200
17:00	米饭	大米	75
	麦淀粉饼	麦淀粉	50
	黄瓜炒蛋	黄瓜	200
		鸡蛋	60
	全日烹调用油		40
	食盐		3

表8　尿毒症期饮食指导

进餐时间	内　容	食　物	重量(g 或 ml)
7:00	甜牛奶	牛奶	220
		白糖	15
	麦淀粉饼	麦淀粉	50
	馒头	富强粉	50
11:00	菜麦淀粉年糕	麦淀粉	125
		鸡蛋	50
		青菜	150
14:30	水果	梨	150
17:00	米饭	大米	50
	麦淀粉饼	麦淀粉	75
	肉末粉皮	猪瘦肉	25
		粉皮	200
	全日烹调用油		45
	食盐		2

表 9　尿毒症末期饮食指导

进餐时间	内　容	食　物	重量(g 或 ml)
7:00	甜牛奶	牛奶	200
		白糖	15
	麦淀粉饼	麦淀粉	50
9:00	厚甜藕粉	藕粉	40
		白糖	25
		(水)	(300)
11:00	菜麦淀粉面条	麦淀粉	100
		青菜	100
14:30	水果	梨	150
17:00	米饭	大米	50
	麦淀粉饼	麦淀粉	50
	白菜炒蛋	白菜	150
		鸡蛋	50
		全日烹调用油	45
		食盐	2

表 10　慢性肾衰患者临床各期蛋白质摄入状况分析

慢性肾衰患者临床各期	肾小球滤过期(ml/分钟)	血清肌酐(μmol/L)	每天蛋白质(g)	优质蛋白质(%)	每天每千克体重蛋白质(g)
肾功能不全代偿期	50～80	133～177	58.5	50.74	0.9
肾功能不全失代偿期(氮质血症期)	20～50	186～442	39	55.03	0.6
肾功能衰竭期（尿毒症期）	10～20	451～707	32.5	50.91	0.5
尿毒症期(与肾用氨基酸合用)(肾衰终末期)	<10	>707	23	50.23	0.35

表 11　食物中嘌呤的含量

每 100 g 食物中嘌呤的含量	食 物 种 类
＜50 mg	五谷类：米、麦、高粱、玉米、马铃薯、甘薯、面条、通心粉 蛋类：鸡蛋、鸭蛋、皮蛋 奶类：牛奶、乳酪、冰淇淋 饮料：汽水、巧克力、可可、咖啡、果汁、茶、蜂蜜、麦乳精、果冻 各种水果、蔬菜、油脂
50～100 mg	肉类：鸡肉、猪肉、牛肉、羊肉、鱼、虾、螃蟹 豆类：黑豆、绿豆、红豆、花豆、豌豆、菜豆、豆腐、笋干、金针、银耳、花生、腰果、芝麻、豆干
150～500 mg	豆苗、黄豆芽、芦笋、菜花、紫菜、香菇、乌鱼、鲨鱼、鳕鱼、海鳗、动物肝、肾、肠等、蚌蛤、干贝、带鱼、鳊鱼干、沙丁鱼、蛤蜊、牡蛎、鲢鱼、鸡肉、肉汤
＞500 mg	小鱼干、乌鱼皮、酵母粉

表 12　蔬菜中的含钾量

每 100 g 蔬菜的含钾量	蔬 菜 种 类
低钾(≤150 g)	青瓜、冬瓜、洋葱
中钾(150～300 g)	白菜、椰菜、芥蓝、生菜、茄瓜、白豆角、青豆角、番茄、西洋菜、芽菜、青椒、边豆、荷兰豆、中国生菜、塘蒿、葱、津菜、绍菜、西芹、菜心
高钾(≥300 g)	菠菜、椰菜花、西兰花、椰菜仔、芥菜、大蒜、莲藕、马蹄、番瓜、芋头、薯仔、红辣椒、冬菇、草菇、金针菇、云耳、海带、紫菜

　注：上表蔬菜中，患者每天可一餐选用低钾，一餐选用中钾菜进食。烹饪时应以大量水分浸 1 个小时或以上，过滤后，在大量水中煮熟及去水后才食用，避免吃高钾之瓜果之类。

表 13　水果中的含钾量

水果的含钾量	水 果 种 类
低钾(≤150 g)	苹果 1 个、车厘子 1 个、提子 8 粒、西柚 1/2 个、柑 1 个、橘子 2 个、鲜菠萝 2 片(1/2 杯)、布林 1.5 个、西瓜连皮 1/2 磅、沙田柚 2 片、罐头果(去糖水)1/2 杯

水果的含钾量	水 果 种 类
中 钾（150 ～ 300 g）	荔枝5粒、芒果1/4个、中国橙1个、金山橙1个、木瓜1/2杯、杨梅4粒、柿1个、哈密瓜1/2个、蜜瓜1/2个
高钾(≥300 g)	香蕉、榴莲、椰子、番石榴、奇异果、所有干果、杏脯、西梅、杏子干、无花果、提子干

注：上表水果中，患者每天可选用一份低钾水果及一份中钾水果进食。避免所有鲜果汁及干果、凉果。肾病患者避免食杨桃。

表 14　肾病患者饮食宜忌表

食物种类	适量食用	避 免 食 用
牛奶类	全脂奶或脱脂奶	淡奶、花奶、芝士、奶酪、雪糕、拖肥牛油、植物牛油
肉类家禽类	新鲜肉类包括猪、牛、鸡、鸭	内脏、肉干、肉松、所有烧烤、卤味 盐腌及烟熏的肉类：腊肠、腊肉、腊鸡、熏鱼、烟肉、火腿等。 罐头肉类：香肠、午餐肉、五香肉干等、牛肉丸、猪肉丸等。
鱼及家禽类	新鲜鱼：石斑、红杉鱼、大鱼	鳗鱼、鲮鱼、鲛鱼、鱼子、 所有含盐晒干的鱼及海产类：咸虾、咸鱼、虾米、鱿鱼干、龙虾、虾、蟹、蚝、鱼丸、鱼饺
蛋类	新鲜蛋	咸蛋、皮蛋、卤水蛋、荷叶蛋
五谷类	米粉、河粉、白饭、蛋面、意大利粉、通心粉、白面包	全麦谷类、麦片、麦糠、麦维他饼干、高纤维饼干等、含朱古力、干果及果仁的糕饼 所有加盐的糕饼及点心：虾片、薯片、芝士饼、鸡味饼、叉烧饼等 含味精及盐制的干面：即食面、虾子面等
豆类及果仁类		各种豆类：青豆、茄汁豆、眉豆、白豆等 豆制品：豆腐、豆泡、枝竹、豆干等 果仁类：花生、核桃、瓜子、花生酱等
汤类及饮品类		罐头汤、纸包汤、所有瓜菜汤、豆汤及中国药材汤、鸡精、菜精 奶类饮品：朱古力奶、阿华田、好立克 浓茶、咖啡、利宝纳、所有果汁
味品	每天不可用过多1茶匙盐(4 g)或4茶匙豆油	所有咸的调味料：蚝油、番茄酱、豆瓣酱、芝麻酱、虾酱、腐乳、海鲜酱、松肉粉、苏打粉、发酵粉、咖喱粉、芥末粉

肾脏基础知识

肾 脏 解 剖

肾脏在人体内的位置

肾位于腰部脊柱两侧,左右各一,其紧贴腹后壁的上部,位于腹膜后间隙内。左肾上极平第 11 胸椎,其后方有第 11、12 肋斜行跨过,下端与第 2 腰椎齐平。右肾上方与肝相邻,位置比左肾低半个到 1 个椎体,右肾上极平第 12 胸椎,下极平第 3 腰椎,第 12 肋斜行跨过其后方。在竖脊肌的外侧缘与第 12 肋之间的部位称为肾区(脊肋角),有些肾疾患者,叩击或触压此处可引起疼痛。肾是实质性器官,外形似蚕豆,分为上下两端,内外两侧缘和前后两面。上端宽而薄,上端窄而厚。肾的前面较凸,朝向前外侧;肾的后面较平,紧贴腹后壁上部,两肾的形态、大小、重量大致相同,其大小约为 11 cm×6 cm×2.5 cm,重量 100～150 g,俗称它们为"腰子"。

肾脏的形态组织学结构

肾脏表面被致密的肾筋膜包绕,分前后两层,包绕肾和肾上腺。肾脏内部可分为肾实质和肾盂两部分,肾实质以皮质和髓质为主。实质由众多肾叶组成,每个肾叶由浅部的皮质和深部的髓质组成,皮质切面上有许多粉红色颗粒状小体,叫做肾小体,其位于肾外周,向髓质深入形成肾柱,肾小体内有一个毛细血管团,称为肾小球,肾小球是个血管球,它由肾动脉分支形成,肾小球外有肾小囊包绕,肾小囊分两层,两层之间有囊腔与肾小管的管腔相通。肾小管汇成集合管,若干集合管汇合成乳头管,尿液由此流入肾小盏。髓质由 10 余个肾锥体组成,肾锥体呈浅红色条纹状,锥体尖端钝圆,突入肾小盏内,称肾乳头。围绕肾乳头的漏斗形的膜状小管,叫肾小盏,肾椎体与肾小盏相连接。每肾有7~8个肾小盏,相邻2~3个肾小盏合成一个肾大盏,每肾有2~3个肾大盏,肾大盏汇合成扁漏斗状的肾盂。肾盂出肾门后逐渐缩窄变细,移行为输尿管(图1)。

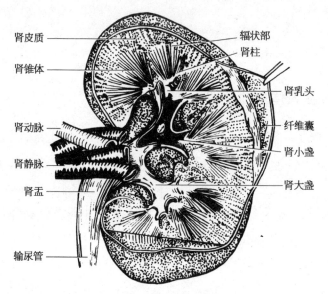

图1 左肾冠状切面(前面)

肾的内缘中央有一凹陷,称为肾门,它是肾静脉、肾动脉出入肾脏以及输尿管与肾脏连接的部位。这些出入肾门的结构,被结缔组织包裹,合称肾蒂。由肾门凹向肾内,有一个较大的腔,称肾窦。肾窦由肾实质围成,窦内含有肾动脉、肾静脉、淋巴管、肾小盏、肾大盏、肾盂和脂肪组织等。肾静脉在前,动脉居中,肾盂在后;若以上下论则肾动脉在上,静脉在下。

此外,肾实质由大量泌尿小管组成,其间有少量结缔组织、血管和神经等构成肾间质。泌尿小管是由单层上皮构成的管道,包括肾小管和集合小管系两部分。肾小管是长而不分支的弯曲管道。每条肾小管起始端膨大内陷成双层的囊(肾小囊),并与血管球共同构成肾小体,肾小管的末端与集合小管相接。每个肾小体和一条与它相连的肾小管是尿液形成的结构和功能单位,称肾单位。每个肾脏由100多万个肾单位组成。

肾脏的主要功能

生成尿液、排泄代谢产物及有害物质

1. 生成尿液　正常人两侧肾脏的血流量占全身血流量的 $1/5\sim1/4$，两侧肾脏每天从肾小球滤过的血浆总量达 $150\sim180L$，所滤过的这部分血浆称之为原尿。原尿流经肾小管及集合管时，其中约 99% 被重吸收，因此正常人每天排出体外的原尿仅有 $1\,500\sim2\,000\,ml$，这就是我们通常所说的尿液。

2. 排泄代谢产物　机体在新陈代谢过程中产生多种废物，其中一小部分由胃肠道排泄外，绝大部分废物通过肾小球的滤过、肾小管的分泌，随尿液排出体外。

3. 排出有害物质　肾小管还可直接排出某些药物及毒物，起到保护肾脏的功能。

维持水、体液及体内酸碱平衡

1. 维持体内水平衡　肾脏调节水平衡的部位主要集中在肾小管，近曲小管为等渗性再吸收，为吸收 Na^+ 及分泌 H^+ 的重要场所。在近曲小管中，葡萄糖及氨基酸被完全回收，碳酸氢根回收 70%~80%，水及钠的回收 65%~70%，滤液进入髓袢后进一步被浓缩，约 25% 氯化钠和 15% 水被回吸收。远曲小管及集合小管不透水，但能吸收部分钠盐，因而使得体液维持在低渗状态。

2. 维持电解质的平衡　肾小球滤液中含有多种电解质，当进入肾小管后,大部分钠、钾、钙、镁、氯、碳酸氢根及磷酸根离子等被重吸收。吸收过程由神经内分泌及体液因素来调节。肾脏对体内的各种离子(电解质)具有调节作用。像钠离子(Na^+)的调节特点是多吃多排、少吃少排、不吃不排;对钾离子(K^+)是多吃多排、少吃少排、不吃照排;对氯离子(Cl^-)是伴随 Na^+ 的吸收排泄,H^+、铵(NH_4^+)的分泌过程来完成。另外肾脏还调节磷(P^{3-})、钙(Ca^{2+})、镁(Mg^{2+})等离子的平衡。

3. 维持体内酸碱的平衡 人体在食物消化过程中及体内糖、脂肪和蛋白质代谢过程中都会产生大量的酸性物质和少量碱性物质,这些物质首先释放入血液,然后排出体外。肾脏能把代谢过程中产生的酸性物质通过尿液排出体外,并能控制酸性和碱性物质排出的比例。

内分泌功能

1. 分泌肾素、前列腺素、激肽等 肾脏通过肾素—血管紧张素—醛固酮系统和激肽—缓激肽—前列腺素系统来调节血压的平衡,前者分泌增多,血压升高,后者分泌增多,血压下降。

2. 促红细胞生成素 分泌促红细胞生成素,作用于骨髓造血系统,促进原始红细胞的分化和成熟,促进骨髓对铁的摄取利用,加速血红蛋白、红细胞生成,促进骨髓网织红细胞释放到血中。

3. 活化维生素 D_3,调节钙磷代谢 维生素 D 先在肝脏 25 位羟化酶的作用下,转化为 25 -羟维生素 D_3,最后在肾脏 1 位羟化酶作用下,转化为 1,25 -二羟维生素 D_3 即活化的维生素 D_3。它能促进胃肠道钙磷吸收;可促使骨钙转移、促进骨骼生长及软骨钙化;促进肾小管对磷的重吸收,使尿磷排出减少;可抑制甲状旁腺素(PTH)的分泌。

4. 许多内分泌激素降解场所 如胰岛素、胃肠激素。如果肾脏有病,这些激素的活性改变,便会引起一系列的变化。

肾脏病常见病因病理

肾脏病的流行病现状

我国肾脏病的流行病学研究工作开展较早,但全国性的流行病学研究与协作,还有待进一步深入开展。各地的研究者应当发挥地域优势,结合自身特色,开展相关方面的深入研究和协作。

近年来,我国在慢性肾脏病领域,已经进行了一些区域和全国性的流行病学研究。其中,研究显示,我国南部地区普通成年人慢性肾脏病的患病率为 12.1%;藏族地区成年人慢性肾脏病的患病率高达 19.1%;慢性肾脏病患者的一级亲属中慢性肾脏病的患病率为 29.7%;在一项全国范围内的慢性肾脏病多中心的横断面研究显示,我国成年人慢性肾脏病的总患病率为 10.8%,据此估算我国现有成年慢性肾脏病患者约有 1.2亿。这些流行病学的横断面研究探讨了中国慢性肾脏病患病现状,分析和发现了全国范围及各区域独特的慢性肾脏病相关的危险因素,其结果对指导慢性肾脏病的早期综合防治有重要意义。

今后,在现有横断面研究的基础上,建立稳定的队列人群,进一步规律随访,阐明和揭示我国患者慢性肾脏病进展的特殊规律和特点,这将对我国慢性肾脏病的防治工作具有深远的意义。

循证医学的发展对临床工作的指导越来越重要,在各学科登记注册的临床试验中,肾脏病学相关随机对照试验(RCT)的比例较少,具有临床指导意义的 RCT 结果比较缺乏。同时,结果也提示目前肾脏病领域的很多治疗手段仍然停留在缺乏循证医学证据的经验性治疗的阶段。开展精心设计、严谨实施、前瞻性随机多中心 RCT 研究是我们面临的重要任务。尤其是在中国这样一个人口大国,患者数量多、病情表现复杂的情况下,RCT 研究显得尤为重要。

如何充分利用这份宝贵的病例资源优势,合理、有序地开展相关研究,使之能更好地为中国肾脏病患者造福,是中国肾脏病学工作者责无旁贷的历史使命。

高质量的临床实践是高水平临床研究的必要条件,我们应大力提倡改变临床医生仅仅满足于完成日常医疗任务,不保存完整的病历资料,无前瞻性研究计划和系统追踪观察的现状,应尽早建立和完善单病种多中心联网数据库和标本库系统。

诚然,我们也认识到高水平的肾脏病临床研究的设计和实施有很大的困难。肾脏病患者的病程长,进展缓慢,需要大样本量和长时间随访才能验证干预的有效性和安全性,特别是心血管系统的并发症,其病死率远高于其肾脏衰竭本身的病死率。而且,慢性肾脏病患者合并症高发,需要多方面的治疗,科学设计、管理、解释这些多方面的干预因素更显得重要。这些因素都要求肾脏病临床研究者要戒除学术上的急躁和功利主义,潜下心来做实事。

尽管面临这些困难和挑战,我国肾脏病临床研究工作者仍发表了有临床指导意义的高水平研究成果。例如苯那普利对晚期肾衰竭的疗效和安全性研究,是每组包括 110 例患者的 RCT 研究,结果提示苯那普利治疗晚期慢性肾衰竭患者,能够显著降低肾功能恶化的风险,使肾脏病发展至尿毒症的时间延缓 1 倍以上,即延长了这些晚期肾衰竭患者的生命。

肾脏病常见诱因

由于现在社会的生活节奏日益加快,职场人员的工作压力越来越大,再加上我们平时不会对自己身体上的细微变化特别留神,这也就导致了很多肾病趁虚而入。其实肾病的危害是非常大的,我们需要在平时多多懂得肾病的相关知识,这样就可以很好地预防这种病的发生,在日常生活中,我们应该重视以下的诱因。

1. 过度劳累,精神压力过大　过度劳累、开夜车、考学压力大等,均可使慢性肾炎病情加重。

2. 细菌或病毒感染　细菌或病毒感染是引起急性肾炎的最常见原因,特别是上呼吸道感染、无症状性菌尿、流感、咽喉炎、气管、支气管炎等,都可能使慢性肾炎症状加重。急性肾炎患者有慢性感染病灶者,在病情稳定3～6个月后,必要时可用手术等方法根治,防止这类疾病迁延不愈发展为慢性肾炎。

3. 饮食不节　饮食不节制,饮食偏嗜,饮食不干净等,均可使得肾脏病复发或者加重,合理、卫生的饮食习惯对肾病的发生、发展甚至预后起着重要的作用。

4. 遗传诱因　研究表明小儿肾病综合征在同胞及双胞胎中的发病率占2%～6%,种族与环境的差别也是两个重要诱因,它能够增长巨大病变型性肾病发病的敏感性。

5. 过敏因素　有专家对小儿各类肾脏疾病之人类白细胞抗原(HLA)进行检测,结果显示肾病综合征有过敏原因者占35.3%,对照组仅为6.7%。也曾有报道肾病综合征有变态反应史者占40%以上。

6. 免疫因素　肾病综合征与体液免疫、免疫复合物的形成、细胞免疫等密切有关,甚至好多肾脏疾病本身就属于免疫系统疾患。

肾脏病常见形成原因

(1) 从血液流变学角度进行的研究证明,肾病患者有血浆黏度、全血黏度、红维蛋白含量以及血小板聚集性明显增加的现象,而这些现象是导致肾细胞缺血或坏死的重要原因。

(2) 感染是肾病发作的主要原因之一,咽炎、扁桃体炎等感染都会引发肾病,感冒则是引发、加重肾病最常见的一种感染。

(3) 恶劣的外在环境因素如风寒、潮湿等都会造成人体自身的免疫功能和抗病能力的降低,极易导致肾脏病的发生。

(4) 劳累过度会造成人体免疫力降低,长期会引发肾脏病。

(5) 不良的生活习惯如长期憋尿,不仅容易引起膀胱损伤,尿液长时间滞留在膀胱还极易造成细菌繁殖,一旦反流回输尿管和肾脏,其中的有毒物质就会造成肾脏感染,从而引发尿路感染、肾病甚至尿毒症。

(6) 乱用药而导致的肾病屡见不鲜。很多感冒药、消炎止痛药、减肥药和中草药都有肾脏毒性,而这些药物都十分常见,使用广泛,没有医药知识的市民在自我用药时往往容易出错,导致肾病发生率明显提高。

(7) 一些疾病等如高血压、糖尿病等慢性病,如果控制不好,长此以往就容易损害肾脏,或间接引发肾病。

(8) 食盐过多容易引发肾病。盐的主要成分是氯化钠。钠是人体所必需的矿物质营养素,氯对胃酸的产生和维持人体血液的渗透压有一定的作用,但是,食盐中的钠,在人体中含量过高可使体内积水,产生浮肿,能使血容量和小动脉张力增加,导致血压升高,所以食盐量高的人,高血压的发病率也高,而高血压极容易并发肾病。

(9) 许多疾病可引起肾小球毛细血管滤过膜的损伤,导致肾病综合征。研究表明,成人的 2/3 和大部分儿童的肾病综合征为原发性,包括原发性肾小球肾病及急、慢性肾小球肾炎和急进性肾炎等。按病理诊断主要包括:微小病变性肾病,膜性肾小球肾炎(膜性肾病),系膜毛细血管增生性肾炎(膜增生性肾炎)和局灶节段性肾小球硬化症。继发性肾病综合征的原因为:感染、药物(汞、有机金、青霉胺和海洛因等)、毒素及过敏、肿瘤(肺、胃、结肠、乳腺实体瘤和淋巴瘤等)、系统性红斑狼疮、过敏性紫癜淀粉样变及糖尿病等。成人肾病综合征的 1/3 和儿童的 10% 可由继发性因素引起。

(10) 体液长期处于酸性环境,本来属于碱性的矿物质,微量元素等被中和,更加速了各种肾病的形成,即酸性体质易引起肾功能低下。

肾脏病病理基础

1. 慢性肾盂肾炎 眼可见肾脏萎缩,萎缩程度决定于病变的严重程度和均匀性。肾脏表面瘢痕形成区凹凸不平,肾被膜苍白且难以剥离,在肾脏纵横切面,病变轻微者大部分区域仍保留正常的皮质和髓质,而病情严重者,炎症与纤维化广泛地破坏了肾脏正常结构,皮质和髓质界限不清,甚至肾盂黏膜苍白和纤维化。

显微镜检查可见肾实质内有大量浆细胞及淋巴细胞浸润,肾小管呈不同程度的退行性变,部分肾小管扩张,其内含蛋白质分泌物,受累的肾小球发生纤维变性和明显的透明样变,常有动脉和小动脉壁增厚,除瘢痕形成区和慢性炎症区外,还可见斑块状急性炎症病灶,这样就使扩张肾盏之上的肾实质瘢痕变得不太典型。

2. 肾小球肾炎 病理类型多样,常见的有系膜增生性肾小球肾炎(包括 IgA 和非 IgA 系膜增生性肾小球肾炎)、系膜毛细血管性肾小球肾炎、膜性肾病及局灶节段性肾小球硬化等,病变进展至后期,所有上述不同类型病理变化均可转化为程度不等的肾小球硬化,伴肾小管萎缩、肾间质纤维化。疾病晚期肾脏体积缩小、肾皮质变薄,病理类型均可转化为硬化性肾小球肾炎。

3. 肾病综合征

(1)微小病变病:该型主要见于儿童,占儿童肾病综合征的 65%～80%,只占成人肾病综合征的 10%～30%。绝大多数对激素治疗敏感,但缓解后常会复发,半数案例可自发缓解。

光镜下肾小球基本正常,免疫荧光检查一般无免疫沉积物,电镜下的弥漫性上皮足突消失或融合为其典型病变,有时也可见到局灶的系膜区有电子致密物。微小病变性肾病有时也可以存在形态学异常,表现为轻、中度局灶或弥漫的系膜细胞增殖和局灶性肾小球硬化。

(2)系膜增生性肾小球肾炎:该型好发于青少年,多隐匿起病,大量非选择性蛋白尿,血尿较突出。

系膜增生性肾小球肾炎是根据光镜所见的一种病理形态学诊断的肾炎,是一组以弥漫性肾小球系膜细胞增生及不同程度系膜基质增多为主要特征的肾小球疾病。系膜增生性肾炎患者的肾小球系膜区有免疫球蛋白和补体 C3 的沉积,提示为一种免疫介导炎症性疾病。某些抗原刺激机体产生相应的抗体,形成较大分子难溶性循环免疫复合物,并沉积于肾小球系膜区引起系膜细胞增殖。

(3) 局灶性肾小球硬化:该型好发于各种年龄,平均发病年龄是 21 岁。蛋白尿为非选择性的,多数伴有血尿、高血压及肾功能不全。对激素治疗不敏感,预后差,最后进展为肾功能衰竭。

局灶性肾炎也称为局灶性肾小球硬化症,是指肾小球毛细血管襻有局灶性节段性硬化或透明变性,无明显细胞增生的一类肾小球毛细血管病变。

(4) 膜性肾小球肾炎:该型可见于任何年龄,发病率的高峰在 50～60 岁,以男性多见。病程进展缓慢,通常是持续性蛋白尿和镜下血尿,易发生肾静脉血栓,宜用抗凝药物,大多数对激素及细胞毒药物无效,肾功能减退发生较晚。

肾小球毛细血管襻基底膜上皮侧见电子致密物沉积。Ⅰ期:上皮侧电子致密物较小,呈散在性分布,基底膜结构完整。Ⅱ期,上皮侧致密物增多,基底膜样物质增生,向上皮侧突起形成钉突。Ⅲ期:基底膜样物质进一步包绕电子致密物至膜内,基底膜明显增厚,出现不规则分层。Ⅳ期:基底膜内电子致密物开始吸收,出现电子透亮区,基底膜呈虫蚀样改变。如果在系膜区和内皮下见电子致密物,应注意继发性病因的存在。

(5) 系膜毛细血管性肾小球肾炎:以肾小球系膜细胞和基质高度增生、系膜插入及毛细血管壁增厚为主要表现的肾小球肾炎。

光镜多数为系膜增生性或Ⅰ型系膜毛细血管性肾小球肾炎,部分为毛细血管内增生或局灶增生性肾小球肾炎,偶见新月体性肾小球肾炎。电镜可见毛细血管内皮下有电子致密物沉积,在肾小球沉积物中可找到感染菌的抗原。免疫荧光显示 IgG、IgM 及 C3 呈颗粒状或团块状沉积于毛细血管壁和系膜区。

肾脏病常见诊断指标与方法

肾病相关的实验室检查的标本留取

尿常规检查

尿常规检查对诊断肾脏病来说,是一项简易而又准确的筛选性检查方法,常规提供肾脏病的线索。

尿标本的留取:嘱咐患者晚饭后限制饮水(肾功能衰竭者除外),收集次晨第1次尿作检查。如果晨尿量标本比重>0.016,其检查结果就相当可靠。女患者排尿最好用手纸清洁外阴,以避免白带污染。尿标本收集后,应尽快进行检查。因为当尿在室温放置,尤其是尿为碱性时,管型和细胞可溶解,故若不能即时检查,应将标本冷藏。

尿蛋白测定

尿微量白蛋白是早期发现糖尿病或其他因素引起的早期肾损伤的重要指标之一,特别是肾小球的损伤,并且关系到疾病的预后。

尿标本的留取:同尿常规。

尿溶菌酶测定

在泌尿系统感染时,尿溶菌酶含量增高。

尿标本的留取:同尿常规。

尿 Tamm‐Horsfall 蛋白(THP)测定

THP 是管型的主要成分,是肾小管功能破坏而产生的,常被用来评价远曲小管的功能。

尿标本的留取：同尿常规。

尿纤维蛋白降解产物(FDP)测定

当肾小球有炎症并有血凝时在肾小球局部出现纤维蛋白沉积及继发性纤溶时，尿 FDP 增加。

尿标本的留取：同尿常规。

尿 β_2 微球蛋白测定

判断肾小管重吸收功能正常与否的一种重要指标。

尿标本的留取：基本同尿常规，但 β_2 微球蛋白在室温下、在 pH 低于 5.5 的酸性尿里，或者尿中有来自白细胞和细菌的蛋白分解酶时暂不稳定，易分解。因此，收集尿前应服碳酸氢钠，使留取的尿液 pH≥6.0(不是排出尿后加碱性试剂调 pH)，收集尿后尽早化验，否则 4℃短期保存。

尿红细胞形态分析

用位相显微镜(PCM)观察沉渣中尿红细胞形态，是确定肾小球性血尿的主要方法。

尿标本的留取：取清晨第 1 次新鲜晨尿 10 ml，留取方法同前。

尿系列微量蛋白检查

本法是检查尿蛋白的组成成分。

尿标本的留取：同尿常规。

选择性尿蛋白测定

对有大量蛋白尿的患者应作蛋白尿的选择性的测定，对推断肾小球的病变程度，估计预后和用药都有帮助。

尿标本的留取：同尿常规。

12 小时尿 Addis 计数

Addis 计数为收集夜间 12 小时尿,计算其管型、红、白细胞和小圆形上皮细胞的排泄数。

尿标本的留取:凭交费的化验单去化验室领取防腐剂 1~2 ml。晚 8 时排空膀胱后开始留尿,将当晚 8 时至次晨 8 时尿全部留在一个事先加有甲苯 1~2 ml 的容器内,将留取的尿液全部送检。留尿当晚饮水习惯同平时。

24 小时尿蛋白定量

是检查小便中蛋白的一种定量检测方法。

尿标本的留取:凭交费的化验单去化验室领取防腐剂 2 ml。当日早 6 时排空膀胱后开始留尿,将当日早 6 时至次晨 6 时的尿全部留在一个容器内,但第 1 次小便后须加甲苯 1 ml,固定蛋白,随后小便均留于容器内共计 24 小时送检。留尿当日饮水习惯同平时。

尿生化测定

本测定包括尿肌酐、尿酸、尿蛋白、尿钾、尿钙、尿磷等。

尿标本的留取:同 24 小时尿蛋白定量。

清洁中段尿培养

诊断泌尿系统感染的一种常用方法。本检查一般需作 3 次,以便取得可靠的结果。

尿标本的留取:凭交费的化验单去化验室领取无菌试管 1 支,小便时排去前段尿液,留取中段尿液于无菌试管内,立即送检。女性患者应先用温水清洁外阴后留取标本。

尿莫氏试验

判断肾脏浓缩和稀释功能

莫氏试验标本的留取：

白天：将当日晨 6 时之前的小便弃去，之后每 3 小时的小便留于相应的时间的桶内，时间顺序为：6：00～9：00；9：00～12：00；12：00～15：00；15：00～18：00。晚上：将 18：00 以后的小便都留于桶内至第 2 天晨 6 时，以上化验共计 24 小时，如果 3 小时的一只瓶不够装小便，可以再多加瓶子，然后送检测尿量。

肾病医学影像学检查

腹部平片检查(KUB)

【适应证】

泌尿系结石。

泌尿系(结核)钙化。

泌尿系肿瘤。

【禁忌证】

无绝对禁忌证。

【检查前准备】

检查前 2～3 天内禁服重金属药物。

检查前 1 天用少渣饮食。

检查前晚临睡前服轻泻剂,如番泻叶等。

有习惯性便秘者可作清洁灌肠。

静脉尿路造影(IUP)

【适应证】

尿路梗阻、积水、结石、结核、肿瘤及囊肿等。

泌尿系先天变异。

原因不明的血尿、脓尿。

腹膜后肿瘤的鉴定诊断。

【禁忌证】

严重心血管疾病及肝功能不良。

严重肾功能损害。

急性尿路感染。

甲亢、多发性骨髓瘤。

碘过敏及过敏体质。

【造影前准备】

造影前晚服轻泻剂。

造影前 12 小时禁食,控制饮水。

做碘过敏试验。

逆行肾盂造影

【适应证】

静脉尿路造影不满意或疑有病变需进一步明确者;肾功能差而又必须了解尿路情况者。

需了解肾、输尿管与相邻器官的关系。

腹内异常阴影确定其与尿路关系者。

为了详细观察尿路的解剖形态及输尿管病变者。

【禁忌证】

尿路狭窄不能做膀胱镜检查者。

严重膀胱疾患。

急性下尿路感染及出血,肾绞痛发作期。

严重心血管疾病及全身衰竭者。

【注意事项】

造影前晚服缓泻剂。

造影前禁服 6～12 小时,但不禁水。

注药前摄平片。

膀胱造影

【适应证】

膀胱疾病,如肿瘤、结石、憩室、炎症、先天畸形等。

观察盆腔肿瘤与膀胱的关系。

【禁忌证】

膀胱及尿道急性炎症。

【注意事项】

造影前晚服缓泻剂。

造影前先行排尿,并摄取膀胱区平片。

静脉法造影前应做碘过敏试验。

肾 CT 扫描

【适应证】

肾脏肿瘤。

肾脏感染性疾病。

肾结石和尿路梗阻。

先天性异常。

肾移植和术后并发症。

肾脏 CT 血管造影(CTA)

【适应证】

肾、输尿管钙化或结石。

肾内或肾外出血。

【禁忌证】

一般无禁忌证,增强扫描禁忌症与静脉注射碘造影剂的禁忌症相同。

【注意事项】

肾内肿瘤大多数与正常肾实质呈等密度,增强扫描有利于发现病变和确诊,应作为常规。

B 超或超声检查

【适应证】

肾、输尿管钙化或结石。

肾内或肾外结构变化。

【禁忌证】

一般无禁忌证。

【注意事项】

空腹 B 超前晚上 10 点以后禁食,控制饮水。

若 B 超要求饮水检查膀胱则在检查前 1～2 小时喝水 1 000～1 500 ml,以充盈膀胱,保证检查顺利进行。

肾 脏 穿 刺

在肾病科的日常诊疗过程中,经常遇到这样的场景:患者焦急地询问:"医生,我得的是哪种肾脏病?病情严不严重?会不会得尿毒症?用哪些药物最对症?"而当医生经过初步检查后建议肾穿刺检查时,患者往往坚决表示拒绝,其中有的人是因为害怕,有的人是因为不了解,有的人是因为觉得医生小题大做。此后,有些患者可能因为对尿毒症莫名的恐惧而忽喜忽悲,茶饭不思,整天忧心忡忡、惶惶不可终日,什么也不敢吃,什么也不敢干,严重影响生活和工作,病急乱投医,到处打听有尤特效药、根治法,甚至花大价钱服了许多没必要且可能有副作用的药,给自己的身体和经济都造成了损失;有些患者盲目治疗后,病情未得到缓解反而出现了药物的副作用,觉得得不偿失,转而责怪医生;有些因为积极地治疗而适时有效地逆转了本来会恶化的病情;有些则由于医生根据肾穿刺结果全面评估了病情并权衡了治疗的利弊,得以选取最佳的方案;有些患者却觉得无所谓,没有认识到自己病情的严重性,本有可能挽救的病情失去了最佳甚至是唯一的治疗时机,等疾病到了晚期,被巨额的医疗费支出逼得走投无路已悔之晚矣。

下面就大多数患者最关心的 6 个肾脏穿刺问题做一个简要介绍。

什么是肾穿刺

肾穿刺是肾脏病病理诊断的唯一方法,一般说来,肾穿刺就是采用特殊的细小穿刺针经皮肤刺入肾脏中取出一小条组织,通过光学显微镜、电子显微镜、免疫学和分子生物学等一系列现代化科学方法仔细研究,根据肾小球、肾小管、肾间质及肾内小血管的病变特征加以分析,鉴别它是属于哪一类性质的肾脏病。

为什么要做肾穿刺

首先应用肾穿刺活检可以明确诊断,各种肾脏病的临床表现不外乎浮肿、蛋白尿、血尿等,但不能据此明确是何种肾脏疾病,还是全身性疾病累及肾脏。肾脏病的轻重与蛋白尿、血尿等表现的轻重并不平行,肾病患者的主观症状又往往十分不可靠。因此,只有通过病理检查才能准确判断病变的种类、性质和程度。其次,通过肾活检病理检查,可以对病变的可能转归及发展速度做出较为准确的预测。最后,通过肾穿刺活检明确诊断可为临床制定治疗方案、修正治疗方案提供重要的依据。如患者是否需要使用激素?是否需要加用免疫抑制剂?多大剂量?疗程如何?这些问题都需要根据不同的病理类型来决定,凭临床症状和医师的经验会有很大的误差。因此,肾穿刺是目前肾脏病明确诊断、指导治疗、判断预后最有价值的检查手段。

哪些患者需要行肾穿刺

一般来说,凡是肾脏有弥漫性病变,其病因、治疗和预后等问题尚未解决或不甚明确,又无禁忌证者,均需作肾穿刺。如:肾病综合征、急性肾炎综合征、无症状性蛋白尿、原因不明的血尿已排除肾外因素者、病因不明的急性肾功能衰竭等。

当患者有明显的出血倾向且难以纠正时,此种情况为肾穿刺的绝对禁忌症;而当患者出现下列情况时,医生对肾穿刺应会非常谨慎:如慢性肾功能衰竭且双肾已明显萎缩,孤立肾或对侧肾已切除,肾结核、肾脓肿和活动性肾盂肾炎,肾血管瘤和肾积水,难以控制的高血压,心功能不全或全身情况很差者,妊娠晚期,明显肥胖及患者不合作等。

肾穿刺是怎样进行的

肾穿刺就是采用特殊的细小穿刺针经皮肤刺入肾脏中取出一小条组

织的方法。肾穿刺前,患者除了一些必要的化验检查外,还要学会在俯卧位时呼吸和屏气(只需数秒钟),学会在平卧位时大小便。术中患者取俯卧位,借助于超声来显示肾脏的位置,医生一般只需数分钟就可完成全部操作。术后患者需平卧制动 6～8 小时,多饮水,监测血压,化验尿常规 3～5 次,一般情况下,第 2 天即可自由活动。手术成功率可高达到 95% 以上。

有很多患者担心的是肾穿刺可能会给肾脏带来损害,而事实上人体的双肾有 200 万～300 万肾小球,肾活检仅取 10～30 个肾小球,约占 1/100 000,对人的肾功能几乎没有多大影响。

肾穿刺的风险与预防

肾穿刺是一种安全、损伤小、成功率高的小手术,若能严格掌握指征及按操作步骤进行,肾穿刺发生并发症的风险可被降到最低,极少发生严重的并发症。术后有极少部分患者可能会出现血尿、腰痛、腹胀、尿潴留、感染、一过性低血压等,但这些情况都比较轻微,经过对症处理后一般都能恢复,不会遗留后遗症。随着当前肾穿刺技术的广泛开展,医生的操作熟练程度不断提高,并且各种预防措施逐步完善,发生严重并发症的情况如大出血已极为罕见。

预防措施:严格掌握指征及遵守操作规程,术后局部压迫和卧床,检测小便和血压。

肾穿刺对中医药诊疗有何意义

肾穿刺可以用于指导中医临床辨证用药,提高疗效,具体表现为:

(1) 临床实践和科研表明,肾穿刺病理类型和临床中医辨证论治具有一定的相关性,望闻问切结合肾穿刺结果,可显著提高辨证准确率。

以 IgA 肾病为例:如局灶节段硬化性 IgA 肾病,则中医辨证正虚多为肾气虚,标实多为水湿证或湿浊证;系膜增生性 IgA 肾病,正虚多为肺脾肾气虚或气阴两虚,标实多为外感风热、湿浊证、湿热证或肝阳上亢;膜性和膜增殖性 IgA 肾病,正虚多为脾肾气虚或阳虚,标实多为水湿证;微小病变性 IgA 肾病,正虚多为肺脾肾气虚,标实多为水湿证或湿热证。

(2) 根据不同的病理类型,在中医辨证论治的基础上,加用不同的"特效药",具有更强的针对性,可以显著提高临床疗效。

如病理结果提示大量炎性细胞浸润,可以使用祛风胜湿类药物,如青风藤、龙葵等;病理提示肾间质纤维化,可以使用活血化瘀药物,如桃仁、丹参等;见到蛋白管型,又可以加用扦扦活、路路通、丝瓜络等。

(3) 在进行肾穿刺检查的患者中,有些会被医生告知肾穿结果:肾脏的病变较轻和预后较好,只需定期随访和复查即可,不必服用很多药物,也包括中草药,因为"是药三分毒",过度服药会加重人体肝肾的负担而有害无益;因此,当医生建议作肾穿刺检查时,患者应在充分了解自己的病情并与医生全面交流的基础上,积极配合并接受这一检查,以尽早明确诊断,指导治疗。

终末期肾病治疗手段简介

腹 膜 透 析

腹膜透析是利用腹膜作为半渗透膜,利用重力作用将配制好的透析液经导管灌入患者的腹膜腔,这样,在腹膜两侧存在溶质的浓度梯度差,高浓度一侧的溶质向低浓度一侧移动(弥散作用);水分则从低渗一侧向高渗一侧移动(渗透作用)。通过腹腔透析液不断地更换,以达到清除体内代谢产物、毒性物质及纠正水、电解质平衡紊乱的目的。

【适应证】

几乎所有急、慢性肾衰,容量负荷过多,水、电解质平衡紊乱,以及其他肝功能衰竭和中毒性疾病等。近年来,随着透析技术和设备的改进,临床观察发现腹膜透析可减缓残余肾功能的丢失,使患者回归社会的机会增多。

【禁忌证】

腹膜透析无绝对禁忌证,但不宜在下述情况下透析。① 广泛腹膜粘连、腹腔内脏外伤、近期腹部大手术、结肠造瘘或粪瘘、腹壁广泛感染或蜂窝组织炎、腹腔内有弥漫性恶性肿瘤或病变不明者。② 膈疝、严重肺部病变伴呼吸困难者。③ 妊娠。

血 液 透 析

血液透析(hemodialysis,HD)是急慢性肾功能衰竭患者肾脏替代治疗方式之一。它通过将体内血液引流至体外,经一个由无数根空心纤维组成的透析器中,血液与含机体浓度相似的电解质溶液(透析液)在一根根空心纤维内外,通过弥散/对流进行物质交换,清除体内的代谢废物、维持电解质和酸碱平衡;同时清除体内过多的水分,并将经过净化的血液回输的整个过程称为血液透析。

【适应证】

1. **急性肾损伤** 凡急性肾损伤合并高分解代谢者(每天 BUN 上升≥10.7 mmol/L,SCr 上升≥176.8 μmol/L,血 K^+ 上升 1~2 mmol/L,HCO3$^-$下降≥2 mmol/L)可透析治疗。非高分解代谢者,但符合下述第 1 项并有任何其他 1 项者,即可进行透析:① 无尿 48 小时以上。② BUN≥21.4 mmol/L。③ SCr≥442 μmol/L。④ 血 K^+≥6.5 mmol/L。⑤ HCO$_3$$^-$<15 mmol/L。⑥ 有明显水肿、肺水肿、恶心、呕吐、嗜睡、躁动或意识障碍。⑦ 误输异型血或其他原因所致溶血、游离血红蛋白>12.4 mmol/L。决定患者是否立即开始肾脏替代治疗,及选择何种方式,不能单凭某项指标,而应综合考虑。

2. **慢性肾功能衰竭** 慢性肾功能衰竭血液透析的时机尚无统一标准,由于医疗及经济条件的限制,我国多数患者血液透析开始较晚。透析指征:① 内生肌酐清除率<10 ml/分钟。② BUN>28.6 mmol/L,或SCr>707.2 μmol/L。③ 高钾血症。④ 代谢性酸中毒。⑤ 口中有尿毒症气味伴食欲丧失和恶心、呕吐等。⑥ 慢性充血性心力衰竭、肾性高血

压或尿毒症性心包炎用一般治疗无效者。⑦ 出现尿毒症神经系统症状，如性格改变、不安腿综合征等。开始透析时机时同样需综合各项指标异常及临床症状来做出决定。

3. 急性药物或毒物中毒　凡能够通过透析膜清除的药物及毒物，即分子量小，不与组织蛋白结合，在体内分布较均匀均可采用透析治疗。应在服毒物后 8～12 小时内进行，病情危重者可不必等待检查结果即可开始透析治疗。

4. 其他疾病　严重水、电解质及酸解平衡紊乱，一般疗法难以奏效而血液透析有可能有效者。

【禁忌证】

随着血液透析技术的改进，血液透析已无绝对禁忌证，只有相对的禁忌证。① 休克或低血压者(收缩压＜80 mmHg)。② 严重的心肌病变导致的肺水肿及心力衰竭。③ 严重心律失常。④ 有严重出血倾向或脑出血。⑤ 晚期恶性肿瘤。⑥ 极度衰竭、临终患者。⑦ 精神病及不合作者或患者本人和家属拒绝透析者。

肾 脏 移 植

肾移植通俗的说法又叫换肾,就是将健康者的肾脏移植给有肾脏病变并丧失肾脏功能的患者。人体有左右两个肾脏,通常一个肾脏可以支持正常的代谢需求,当双侧肾脏功能均丧失时,肾移植是最理想的治疗方法,故凡是慢性肾功能不全发展至终末期,均可用肾移植治疗。肾移植因其供肾来源不同分为自体肾移植、同种肾移植和异种肾移植,习惯把同种肾移植简称为肾移植。其他两种肾移植则冠以"自体"或"异种"肾移植以资区别。

【适应证】

1. 原发疾病的种类 肾小球肾炎、慢性肾盂肾炎、间质性肾炎、囊性肾病及肾硬化、糖尿病肾病。

2. 患者的年龄 5～60岁均可,一般认为在12～50岁较好。近年来年龄范围有所扩大,没有绝对明确的年龄界限。高达80余岁的患者接受肾移植不乏成功的报道,但要慎重考虑患者的心血管情况及患者的预期寿命。

【禁忌证】

肾移植后患者的生活质量明显改善,肾移植无疑是治疗慢性肾功能衰竭的最好方法,但并非所有肾衰患者均可很好地耐受移植手术及术后的大剂量激素和免疫抑制剂治疗,在肾移植前必须回答该患者是否适合做肾移植,术后的预测效果将如何。某些患者在一定的情况下术后甚至会出现危及生命的严重并发症,特别是并发有以下疾病的患者在考虑行移植前必须慎重:① 活动性肝炎的患者不宜做肾移植;至于肝炎带病毒者(乙型肝炎病毒表面抗原阳性)则有争议,最好能根据肝穿刺结果来确定;已确诊的肝硬化患者不宜做肾移植。② 对于冠心病、不稳定性心绞痛的患者一般不宜马上做肾移植,对于有明显症状的冠心病患者应先行冠状动脉造影评价,必要时"搭桥"手术成功后再接受肾移植。③ 活动性消化性溃疡病的患者不适宜马上做移植,由于术后要使用大量激素,因此术前必须将溃疡治愈。④ 体内有活动性慢性感染病灶的患者,应先系统治疗,控制稳定后再做肾移植。⑤ 恶性肿瘤已发生转移或发病 2 年以内的患者禁忌行移植,因为免疫抑制可能使肿瘤发展或复发。